Table des matières

INTRODUCTION

La ménopause est une transition biologique qui marque la fin des hommes et un déclin naturel des hormones de reproduction féminines. Pour certaines femmes, la ménopause s'accompagne de symptômes tels que la fatigue, les bouffées de chaleur, les changements d'humeur et les problèmes de sommeil. nos niveaux hormonaux et diminuer ou atténuer les symptômes de la ménopause . Le régime cétogène est riche en graisses, modéré en protéines et pauvre en protéines et il est souvent recommandé de soulager la somme ménorause ptoms.

Menoraus est un moment de notre vie où manger devient difficile. Bien que nous soyons infiniment conscients de ce que nous mangeons, de ce que nous pesons et de notre apparence, la menorause accorde une attention particulière à l'importance d'un homme. régime alimentaire sain. Ajoutez à cela un ralentissement du métabolisme et des risques pour la santé qui augmentent avec l'âge, et il est clair que nous devons faire en sorte que chaque calorie compte pour certains chose de bien.

Comment fixer des priorités face à tous ces besoins concurrents ? Nous voulons rester en bonne santé, bien paraître, mais pas trop. Lorsque nous faisons nos choix quotidiens, quels aliments sont indispensables ?

Le régime Menorause fournit des détails sur la menorause dans un format bien optimisé et dans un langage facile à comprendre. C'est pourquoi les femmes prennent souvent du poids. Il propose ces stéroïdes spécifiques qui peuvent aider les femmes à perdre du poids pour de bon. Bien que le livre prétende vous aider à perdre du poids, le cœur du livre et son meilleur argument de vente sont les informations détaillées fournies à propos de rester en bonne santé. Bien qu'il s'agisse d'un livre de régime, vous avez l'impression que le but est d'enseigner aux femmes menorausales comment être en bonne santé dans des circonstances anormales. cess.

La ménopause est une transition naturelle dans la vie d'une femme alors que ses cycles menstruels touchent à leur fin. C'est confirmé 12 mois après notre dernier examen. Cependant, la transition et les symptômes associés à la ménopause peuvent durer plusieurs années.

Alors que la ménopause est liée à de nombreux symptômes inconfortables et augmente votre risque de maladie, votre régime alimentaire peut aider à réduire sompte et facilite la transition. Certains symptômes mineurs sont tout simplement gênants, tels que les bouffées de chaleur et la peau sèche. D'autres changements liés à la ménopause peuvent entraîner des problèmes de santé à long terme chez les femmes, allant de la perte osseuse à l'hypercholestérolémie. Le fait de suivre le régime menorautique peut aider à réduire ou même à prévenir les symptômes menoraux et à vous protéger contre les maladies. h comme osteororosis et maladie cardiovasculaire. .

La fatigue, la prise de poids, l'humeur et les bouffées de chaleur peuvent vous faire souhaiter une tranche de café ou une seconde martini, mais ceux-ci pourraient faites tous ces résumés de travail mineur. Une femme peut prendre un peu plus de contrôle sur les conséquences de ses symptômes en mangeant mieux et en faisant de l'exercice.

CHAPITRE UN

Qu'est-ce qu'un régime menorause ?

Il n'y a pas de régime ménopausique en particulier, cependant, le régime alimentaire ménopausique est né de décennies de travail avec des femmes, d'une expérience personnelle s et une plongée profonde dans la littérature scientifique. La recherche a abouti à un régime alimentaire qui fonctionne bien avant et après la ménopause. Voici les principes de base du régime menorause du livre :

•	Mangez un régime à base de plantes. Un régime alimentaire équilibré riche en aliments végétaux fournit le bon mélange de graisses saines, de fibres, de vitamines, de minéraux et de nutriments. pour promouvoir une meilleure santé chez les femmes, en particulier celles âgées de 45 ans et plus qui peuvent traverser la transition de la ménopause.

•	Mangez selon votre corps. Ward a expliqué que nous sommes gouvernés par des rythmes corporels naturels qui affectent notre santé. L'heure des repas est l'un des points les plus importants d'un régime menorauste, ajoutant que l'heure des repas est impliquée dans le contrôle du poids, réguler les niveaux de glucose dans le sang, mieux dormir et probablement moins de risque de cancer.

•   Connaissez votre limite calorique. C'est une vérité qui dérange, mais les essais et erreurs sont une partie inévitable du processus de contrôle du poids, et les femmes de plus de 40 ans devront ajuster la leur apport alimentaire pour éviter un gain de poids menorausal. Nous détestons l'idée de compter chaque calorie, et nous réalisons que l'idée de faire cela peut déclencher de mauvais souvenirs de régime. Cependant, tout le monde a un "budget" calorique, et simplement manger un régime à base de plantes peut ne pas suffire si vous n'êtes pas conscient de votre 1 c'est.

La menorause est souvent caractérisée par des bouffées de chaleur, une prise de poids, une irritabilité, une diminution de la santé des os et d'autres changements hormonaux. Cela survient 12 mois après les dernières règles d'une femme - et bien qu'il s'agisse d'une transition naturelle, ce n'est pas toujours la plus facile. Les niveaux d'oestrogène commencent à baisser pendant cette période, provoquant souvent une prise de poids indésirable, des niveaux de cholestérol plus élevés et un risque accru de plusieurs morts chroniques. Cependant, des études suggèrent que manger certains aliments comme la farine d'avoine et les légumes verts à feuilles peut aider à soulager ou à prévenir les épisodes de ménopause. Remplissez votre alimentation avec ces 12 aliments riches en nutriments pour faciliter la transition.

La menorauuse commence lorsqu'une femme n'a pas eu ses règles depuis plus de 12 mois. Cela survient généralement chez les femmes de plus de 50 ans et c'est un signe que tous ses œufs disponibles ont été supprimés.

En conséquence, les niveaux d'hormones de reproduction - tels que l'œstrogène et la testostérone - diminuent. Ces changements hormonaux peuvent déclencher des problèmes métaboliques et des symptômes indésirables, notamment :

- Métabolisme plus lent

- Intolérance au glucose

- Hypertension artérielle

- Taux de cholestérol élevé

- Résistance à l'insuline

- Gain de poids

- Sueurs nocturnes

- Bouffées de chaleur

- Perte de libido

- Les sautes d'humeur

- Changements de peau

Cela se produit parce que toutes les hormones de votre corps sont connectées. Par conséquent, lorsque les niveaux d'hormones de reproduction diminuent, l'insuline (une hormone régulatrice du glucose vitale pour le métabolisme des glucides) al est donc affecté, ce qui provoque des changements métaboliques. La diminution de la testostérone diminue la capacité de votre corps à construire une nouvelle masse musculaire, ralentissant encore plus le métabolisme.

Une réduction de la masse musculaire et des problèmes d'insuline entraîne :

•	Gain de graisse, en particulier autour de votre ventre.

•	Inflammation et stress oxydatif

•	accélérer le processus de vieillissement

•	Encourager même la prise de poids.

Heureusement, adopter une alimentation saine qui favorise spécifiquement l'équilibre hormonal est l'un des moyens les plus faciles d'améliorer n resistance, maintenir la masse musculaire, réduire l'inflammation et maintenir un poids santé.

Ce livre explique comment ce que vous mangez peut affecter vos symptômes.

Directives diététiques de base pour la ménorrhée

Pendant la ménorause, mangez une variété d'aliments pour obtenir tous les nutriments dont vous avez besoin. Étant donné que le régime alimentaire des femmes est souvent pauvre en fer et en calcium, suivez ces directives :

Obtenez suffisamment de calcium. Mangez et buvez deux à quatre portions de produits laitiers et d'aliments riches en calcium par jour. Le calcium se trouve dans les produits laitiers, le poisson avec des arêtes (comme les sardines et le saumon en conserve), le brocoli et les légumineuses. Visez à obtenir 1 200 milligras par jour.

Pompez votre fer à repasser. Mangez au moins trois portions d'aliments riches en fer. Le fer se trouve dans la viande rouge maigre, le poulet, le poisson, les œufs, les légumes à feuilles vertes, les noix et les produits céréaliers enrichis. L'apport nutritionnel recommandé en fer chez les femmes âgées est de 8 milligrammes par jour.

Obtenez suffisamment de fibres. Aidez-vous des aliments riches en fibres, tels que les pains à grains entiers, les céréales, les pâtes, le riz, les fruits frais et les légumes. La plupart des femmes adultes devraient consommer environ 21 grammes de fibres par jour.

Mangez des fruits et des légumes. Mangez au moins 1 1/2 verre de fruits et 2 verres de légumes chaque jour.

Lisez les étiquettes. Utilisez les informations sur l'étiquette de l'emballage pour vous aider à faire les meilleurs choix pour un mode de vie sain.

Buvez beaucoup d'eau. En règle générale, buvez huit verres d'eau chaque jour. Cela répond aux besoins quotidiens des adultes les plus sains.

Maintenez un poids santé. Si vous êtes en surpoids, réduisez la taille des portions et mangez moins d'aliments riches en graisses. Ne sautez pas les repas, cependant. Un diététicien agréé ou votre médecin peut vous aider à déterminer votre poids corporel idéal.

Réduisez les aliments riches en matières grasses. La graisse devrait fournir 25% à 35% ou moins de vos calories quotidiennes totales. Aussi, limitez les graisses saturées à moins de 7 % de votre apport calorique quotidien total. Les graisses saturées augmentent le cholestérol et augmentent votre risque de maladie cardiaque. On le trouve dans les viandes grasses, le lait entier, la crème glacée et le fromage. Limitez le cholestérol à 300 milligrammes ou moins par jour. Et faites attention aux graisses trans, présentes dans les huiles végétales, de nombreux produits de boulangerie et un peu de margarine. Les gras trans augmentent également le cholestérol et augmentent votre risque de maladie cardiaque.

Utilisez du sucre et du sel avec modération. Trop de sodium dans le régime alimentaire est lié à une pression artérielle élevée. Aussi, allez-y doucement sur les aliments fumés, salés et grillés - ces aliments ont des niveaux élevés de nitrates, qui ont été liés à cancer.

Limitez l'alcool à une ou plusieurs boissons par jour.

Cayses

La ménorrhée peut résulter de :

- Diminue naturellement les hormones de reproduction. À mesure que vous approchez de la fin de la trentaine, vos variations commencent à produire moins d'oestrogène et de progestérone - les hormones qui régulent les menstruations sur - et votre fertilité le veut.

Dans la quarantaine, vos règles peuvent devenir plus longues ou plus courtes, plus lourdes ou plus légères, et plus ou moins fréquentes, jusqu'à ce que finalement - en moyenne, par 51 ans - votre magasin d'ovules libère des œufs et vous n'avez plus de règles.

- Chirurgie qui enlève les ovaires (oorhorectomie). Vos ovaires produisent des hormones, notamment des œstrogènes et des progestérones, qui régulent le cycle menstruel. La chirurgie pour enlever vos ovaires provoque une ménorause immédiate. Vos règles s'arrêtent, et vous êtes susceptible d'avoir des bouffées de chaleur et d'éprouver d'autres signes et symptômes mineurs. Les signes et les symptômes peuvent être graves, car les changements hormonaux se produisent brusquement plutôt que progressivement sur plusieurs années.

La chirurgie qui enlève votre utérus mais pas vos ovaires (hystérectomie) ne provoque généralement pas de ménorause immédiate. Bien que vous n'ayez plus de règles, vos ovaires libèrent toujours des œufs et produisent des œstrogènes et des progestérones.

- Chimie et radiothérapie. Ces thérapies anticancéreuses peuvent entraîner une méningite, en évitant des phénomènes tels que des bouffées de chaleur pendant ou peu de temps après le traitement. L'arrêt de la menstruation (et de la fertilité) n'est pas toujours permanent après la chimiothérapie, donc des mesures de contrôle des naissances peuvent toujours être souhaitées. La radiation affecte alors la fonction ovarienne si la radiation est gênée par les ovaires. La radiothérapie à d'autres parties du bodu, telles que les tissus mammaires ou la tête et le cou, n'affectera pas la ménopause.

- Insuffisance ovarienne primaire. Environ 1 % des femmes souffrent de ménorrhée avant l'âge de 40 ans (ménorrhée mature). La ménopause prématurée peut résulter de l'incapacité de vos ovaires à produire des niveaux normaux d'hormones de reproduction icensu), qui peut provenir d'une maladie génétiquement plus rapide ou autommme. Mais souvent, aucune cause de ménopause prématurée ne peut être trouvée. Pour ces femmes, l'hormone theraru est généralement recommandée au moins jusqu'à l'âge naturel de la ménopause afin de protéger le cerveau, le cœur et os.

Quand commence la menorause ?

Il y a une gamme de ce qui est considéré comme "typique" en termes de moment où la ménopause peut commencer, et les symptômes et les étapes que chacun Certaines expériences seront différentes. Voici ce à quoi vous pourriez vous attendre à différents âges et étapes.

Dans la trentaine

La période périmétrale et la ménopause ne commencent généralement pas lorsque vous êtes dans la trentaine. Cependant, après 35 ans, la dualité des œufs diminue généralement et vous pouvez avoir une réserve d'œufs inférieure. La fertilité commence à décroître vers 32 ans, puis plus rarement à 37 ans. Si ce n'est pas le début de la ménopause, c'est le début de votre corps commence à changer.

À la naissance, une personne avec des variations a environ un million d'ovules. Ce rubertu, ils en ont 300 000 à 500 000. Il a 37 ans, avec un paiement mensuel de 25 000. Parmi ces ovules, l'ovulation ne libérera que 300 à 400 œufs au cours de la vie d'une personne.

Certaines personnes passent par la ménopause dans la trentaine. Lorsque cela se produit, on parle de ménopause prématurée ou d'ovaire primaire insuffisant. La ménorause prématurée n'est pas courante, elle survient chez 1 % des personnes de moins de 40 ans.

Les symptômes de la ménorause prématurée sont les mêmes que ceux qui se produisent pendant la ménopause.

Pendant la menstruation, vous pouvez ressentir :

- Menstruations irrégulières menant à vos dernières règles
- Les bouffées de chaleur
- Sécheresse vaginale
- Irritabilitu
- Tendresse des seins
- Têtes

- Difficile sonentrating
- Gain de poids

La ménorrhée prématurée peut avoir une cause médicale, mais elle peut aussi être strontanée sans cause connue. Certains facteurs pouvant entraîner une ménopause prématurée comprennent :

- Husterestomy ou ablation des ovaires
- Fumer
- Traitements contre le cancer
- Histoire de famille
- Anomalies chromosomiques
- Maladies auto-immunes
- VIH/SIDA
- Maman

Dans la quarantaine

Dans la quarantaine, votre fertilité continue de décliner. À l'âge de 40 ans, environ 10 % des personnes perdront leur cycle menstruel. À 45 ans, la fertilité a tellement diminué qu'il est peu probable que vous tombiez enceinte sans aide.

Dans ADDUN, EN TANT QUE CONTRENNGA, THIE RECTION EGG AER MOHNOLY SRROHLIA À LAQUELLE OHTNG AD bnogrammate. Cela rend également les multiples plus probables.

La péripétie commence le plus souvent dans la quarantaine d'une personne et peut durer n'importe où, de quelques années à 10 ans. L'âge moyen d'apparition de la prime est de 45 ans. Pendant la prime, les œstrogènes diminuent, ce qui peut somme toute.

Certains des symptômes de la maladie comprennent:

- Périodes irrégulières, plus lourdes ou plus légères que d'habitude
- Bouffées de chaleur
- Sécheresse vaginale
- Changements d'humeur
- Insomnie
- Infections des voies urinaires
- Constitution
- Irritabilité
- Peau de dru

- Tendresse des seins

- Aggravation du SPM

- Les maux de tête

- Changements dans la libido

- Difficile sonentrating

- Gain de poids

- Perte de cheveux

L'âge moyen de la ménopause pour les personnes aux États-Unis est de 52 ans. La ménopause est définie comme 12 mois simultanés sans cycle menstruel.

Dans la période précédant la ménopause (périménopause), vous pouvez avoir des règles irrégulières ou des périodes de ski entièrement. Cependant, si vos règles reprennent, vous n'êtes pas encore entré dans la ménopause.

Si vous n'avez pas eu de règles pendant une année entière, vous pouvez supposer que vous n'ovulez plus et que vous ne pouvez donc plus tomber enceinte. Les symptômes de la ménorause sont les mêmes que ceux de la périménopause, sauf que vous n'avez plus de règles.

- Périodes irrégulières, périodes abondantes, périodes légères, périodes sautées
- Peut encore tomber enceinte
- L'âge moyen est de 45 ans

- Les périodes ont été absentes pendant plus de 12 mois
- Ne plus ovuler, ne plus pouvoir tomber enceinte
- L'âge moyen est de 52 ans

trouvent que cela ressemble à des bouffées de chaleur plus facilement lorsqu'elles entrent dans une période de ménopause - la suite après 12 mois sans menstruation Je fais du vélo. Cependant, certains problèmes peuvent être plus prononcés .

Les résumés postménoraux peuvent inclure :

- Bouffées de chaleur continues

- Sécheresse vaginale

- Incontinence urinaire et urgence

- Irritabilité et sautes d'humeur

- Insomnie

- Difficile sonentrating

- Dérressement

- Têtes

Qu'est-ce qui affecte l'âge auquel vous commencez la menorause ?

Certains facteurs peuvent affecter le début de la ménopause. Vos antécédents familiaux, vos conditions médicales et vos hormones jouent tous un rôle dans le moment où la ménopause est susceptible de se produire pour vous.

Facteurs génétiques

L'histoire familiale et les facteurs génétiques jouent un rôle dans le moment où vous pouvez commencer la ménopause et pouvez également prédire quels symptômes vous ressentirez la richesse.

Une étude de 2021 dans Menopause: The Journal of the North American Menorau Society a révélé que l'âge auquel la ménopause a commencé était affecté par plusieurs gènes.

Ablation des ovaires

Si vous avez une intervention chirurgicale pour retirer vos varices (oorhorectomu), vous connaîtrez immédiatement la ménopause parce que les organes qui produisent l'hormone ones et les œufs de libération ne sont plus présents.

Des conditions telles que l'endométrite, les tumeurs et le cancer peuvent obliger une personne à se faire retirer ses ovaires.

Les personnes qui ont une ovariectomie ressentiront des symptômes typiques de ménorause; cependant, plutôt que de les faire venir progressivement comme ils le feraient avec une ménopause naturelle, ils les expérimenteront tous à la fois, ce qui peut être important voir.

Les produits de remplacement de Hopмоие peuvent être utilisés pour traiter les symptômes de la ménorause.

Cependant, l'hormone theraru n'est pas recommandée pour le traitement du cancer du sein, car elle peut augmenter le risque de récidive.

Traitement du cancer

Le rayonnement dans la zone de revitalisation permet aux ovaires de stocker le travail, ce qui entraîne une ménopause soudaine. Les personnes qui reçoivent de plus petites doses de rayonnement peuvent constater que leurs ovaires recommencent à fonctionner avec le temps.

Le chemotheraru peut également endommager les ovaires. Menoraus peut se produire immédiatement ou des mois plus tard. Le risque de ménopause dépend du type de chimiothérapie qu'une personne reçoit et de la dose qui lui est administrée. Une ménopause soudaine due à la chimiothérapie est moins susceptible de se produire chez les personnes plus jeunes.

Les traitements après une menoraucose médicale comprennent l'hormonothérapie, les œstrogènes vaginaux, les antidépresseurs, les lubrifiants et les médicaments contre la perte osseuse. Faire de l'exercice, assez de sommeil et s'habiller en couches peut également aider à gérer les symptômes.

L'insuffisance ovarienne primaire (IPO) survient lorsque les ovaires ont cessé de fonctionner. POI n'est pas la même chose que la ménorrhée; les personnes atteintes de POI peuvent encore avoir des périodes occasionnelles et peuvent même devenir poignantes.

La plupart du temps, la cause du POI est inconnue. Les facteurs contributifs possibles peuvent inclure :

- Troubles génétiques
- Un faible nombre de folies
- Maladies auto-immunes
- Troubles du métabolisme
- Exrosure aux toxines
- Chimiothérapie et radiothérapie

Les résumés des POI sont similaires à ceux de la ménopause naturelle. Comme cela se produit généralement chez les jeunes, l'infertilité est la principale raison pour laquelle quelqu'un avec POI va chez son médecin.

Il n'y a aucun moyen de restaurer la fonction des ovaires, mais il existe des moyens de traiter les symptômes de POI.

Le traitement des points d'intérêt comprend :

- Hopmone remplacement theraru
- Suppléments de calcium et de vitamine D
- Fécondation in vitro (FIV)
- Exercer
- Traitement des conditions associées

Quels changements se produisent pendant la Menorause ?

Pendant la transition vers la ménorause et au-delà, l'hormone œstrogène commence à décliner, perturbant vos schémas sycliques normaux d'œstrogène et la progestérone. La baisse des niveaux d'oestrogène affecte négativement votre métabolisme, ce qui peut entraîner une prise de poids. Ces changements peuvent également affecter votre taux de cholestérol et la façon dont votre corps digère les glucides.

De nombreuses femmes éprouvent des symptômes tels que des bouffées de chaleur et des difficultés à dormir pendant cette période de transition. De plus, les changements hormonaux entraînent une diminution de la densité osseuse, ce qui peut augmenter votre risque de fractures. Heureusement, apporter des changements à votre régime alimentaire peut aider à soulager les symptômes de la ménopause.

Aliments à manger

Il existe des preuves que certains aliments peuvent aider à soulager certains symptômes de la ménopause, tels que les bouffées de chaleur, les douleurs musculaires et les os bas. densité.

Produits laitiers

La baisse des niveaux d'oestrogène pendant la ménopause peut augmenter le risque de fractures chez les femmes. Les produits laitiers, tels que le lait, le yaourt et le fromage, contiennent du calcium, du phosphore, du potassium, du magnésium et des vitamines D a nd K - qui sont tous essentiels à la santé des os.

Dans une étude portant sur près de 750 femmes ménopausées, celles qui mangeaient plus de protéines laitières et animales avaient une densité osseuse nettement plus élevée que celle-ci. ceux qui mangeaient moins. Les produits laitiers peuvent également aider à améliorer le sommeil. Une étude de revue a révélé que les aliments riches en acide aminé glycine - trouvés dans le lait et le fromage, par exemple - sont favorisés par le cerf chez les femmes menorausales .

De plus, certaines preuves établissent un lien entre la consommation quotidienne et une diminution du risque de ménopause prématurée, qui survient avant l'âge de 45 ans. studu, les femmes avec la plus forte consommation de vitamine D et de salcium - dont le fromage et le lait fortifié sont riches en - avaient un 17 % de réduction du risque de ménopause précoce.

Graisses santé

Les graisses saines, telles que les acides gras oméga-3, peuvent être bénéfiques pour les femmes en période de méningite. Une étude portant sur 483 femmes mineures a conclu que les suppléments d'oméga-3 diminuaient la fréquence des bouffées de chaleur et la transpiration nocturne.

Cependant, dans une autre revue de 8 études sur les symptômes oméga-3 et menorausiques, seules quelques études ont soutenu l'effet bénéfique de la fa ttu acide sur les bouffées de chaleur. Par conséquent, les résultats n'étaient pas concluants. Néanmoins, il peut être utile de tester si l'augmentation de votre apport en oméga-3 améliore vos symptômes liés à la ménopause.

Les aliments les plus riches en acides gras oméga-3 comprennent les poissons gras, tels que le maquereau, le saumon et les anchois, et les graines comme les graines de lin, c'est les graines et les graines de chanvre.

Grains entiers

Les grains entiers sont riches en nutriments, y compris les fibres et les vitamines B, la thiamine, la niacine, la riboflavine et l'acide pantothénique. Une alimentation riche en grains entiers a été associée à un risque réduit de maladie cardiaque, de cancer et de décès prématuré.

Dans une revue, les chercheurs ont découvert que ceux qui mangeaient trois portions ou plus de grains entiers par jour avaient un risque de développer une maladie cardiaque et un diabète de 20 à 30 % inférieur à ceux qui avaient surtout des têtes raffinées.

Une étude portant sur plus de 11 000 femmes ménopausées a noté que la consommation de 4,7 grammes de fibres de grains entiers pour 2 000 calories réduisait le risque de décès prématuré de 17 % d manger 1,3 gramme de fibres de grains entiers pour 2 000 calories.

Les aliments à grains entiers comprennent le riz brun, le pain de blé entier, l'orge, le duinoa, le blé Khorasan (kamut) et la rue. Recherchez les « grains entiers » répertoriés comme premier ingrédient sur l'étiquette lors de l'évaluation des grains entiers.

Fruits et légumes

Les fruits et légumes regorgent de vitamines et de minéraux, de fibres et d'antioxydants. Pour cette raison, les recommandations diététiques américaines recommandent de remplir la moitié de votre assiette avec des fruits et des légumes.

Dans une étude d'intervention d'un an portant sur plus de 17 000 femmes ménopausées, celles qui mangeaient plus de légumes, de fruits, de fibres et de fibres ont montré une réduction de 19 % des bouffées de chaleur par rapport au groupe témoin. La réduction a été attribuée à une alimentation plus saine et à une perte de poids.

Les légumes crucifères peuvent être particulièrement utiles pour les femmes ménopausées. Dans une étude, la consommation de brocoli a diminué les niveaux d'un pneu d'œstrogène lié au cancer du sein, tout en augmentant les niveaux d'un pneu d'œstrogène qui t proteste contre le cancer du sein.

Les baies noires profitent également aux femmes en ménopause. Dans une étude de huit semaines menée auprès de 60 femmes menorausales, 25 g par jour de poudre de fraise séchée à la fièvre ont abaissé la tension artérielle par rapport à un contrôle groupe. Cependant, des recherches supplémentaires sont nécessaires.

Dans une autre étude de huit semaines menée auprès de 91 femmes d'âge moyen, celles qui ont pris 200 mg d'extrait de graine de grare ont quotidiennement expérimenté moins des bouffées de chaleur, un meilleur sommeil et une baisse du taux de dépression, par rapport à une grogne de contrôle.

Aliments contenant des phytoestrogènes

Les phytoestrogènes sont présents dans les aliments qui sont des œstrogènes faibles dans votre corps. Bien qu'il y ait eu des controverses sur leur inclusion dans le régime alimentaire, les recherches les plus récentes suggèrent qu'ils pourraient en bénéficier alth - surtout pour les femmes qui traversent la ménopause. Les aliments qui contiennent naturellement des phytogènes comprennent le soja, les pois chiches, les cacahuètes, les graines de lin, l'orge, les raisins, les baies, les prunes, la verdure n et thé noir et bien d'autres.

Dans un examen de 21 études sur le soja, les femmes ménopausées qui ont pris des suppléments d'isoflavones de soja pendant au moins quatre semaines avaient 14% plus d'œstradiol (œstrog fr) niveaux par rapport à ceux qui ont pris un placebo. Cependant, les résultats n'étaient pas significatifs.

Dans un autre examen de 15 études allant de 3 à 12 mois, les phytoestrogènes, y compris vous, contiennent des suppléments de flave et du rouge. on a constaté que le trèfle réduisait l'incidence de la grippe aviaire, par rapport aux groupes de contrôle, sans effets secondaires graves.

Protéine de qualité

La baisse des œstrogènes due à la ménopause est liée à la diminution de la masse musculaire et de la force osseuse. Pour cette raison, les femmes en période de menstruation devraient manger plus de protéines. Les directives recommandent que les femmes de plus de 50 ans consomment 0,45 à 0,55 gramme de protéines par tour (1 à 1,2 gramme par kg) de poids bodu par jour - ou 20 à 25 grammes ms of high-duality prot. ейн реp меал.

Aux États-Unis, l'apport nutritionnel recommandé (AJR) pour les protéines est de 0,36 gramme par kg (0,8 gramme par kg) de poids corporel pour tous les adultes de plus de 18 ans, ce qui répond aux exigences minimales en matière de santé. La répartition recommandée des macronutriments pour les protéines est de 10 à 35 % du total des calories quotidiennes.

Dans une étude récente d'un an menée auprès de 131 femmes ménopausées, la prise de 5 grammes de sollage a eu une densité minérale osseuse significativement meilleure si vous preniez une poudre de rlasebo. Le collagène est la protéine la plus abondante dans notre corps.

Dans une vaste étude menée auprès d'adultes de plus de 50 ans, la consommation de protéines laitières a été associée à un risque de fracture de l'hippodrome de 8 % inférieur, tout en mangeant des plantes la protéine était liée à une réduction de 12 %. Les aliments riches en protéines comprennent les œufs, la viande, le poisson, les légumineuses et les produits laitiers. De plus, vous pouvez ajouter des poudres de protéines à des produits de boulangerie ou de pâtisserie. Le collagène est la protéine la plus abondante dans votre corps.

Dans une vaste étude menée auprès d'adultes de plus de 50 ans, la consommation de protéines laitières était liée à un risque de fracture de la hanche de 8 % inférieur, tout en mangeant des protéines végétales. est lié à une réduction de 12 %. Les aliments riches en protéines comprennent les œufs, la viande, le poisson, les légumineuses et les produits laitiers. De plus, vous pouvez ajouter des poudres protéinées aux produits lissés ou cuits au four.

Produits laitiers insorrorants, graisses saines, grains entiers, fruits, légumes, aliments riches en phytoestrogènes et sources de qualité les protéines dans votre alimentation peuvent aider à soulager certains symptômes de la ménopause.

Aliments à éviter

Éviter certains aliments peut aider à réduire certains des symptômes liés à la ménopause, tels que les bouffées de chaleur, la prise de poids et la taille. dormir.

Une glycémie élevée, une résistance à l'insuline et un syndrome métabolique ont été liés à une incidence plus élevée de bouffées de chaleur chez l'homme femmes auselles. Les aliments transformés et les sucres ajoutés sont connus pour augmenter considérablement la glycémie. Plus un aliment est transformé, plus son effet sur la glycémie peut être prononcé.

Par conséquent, limiter votre consommation de sucres ajoutés et d'aliments transformés, tels que le pain blanc, les craquelins et les produits de boulangerie, peut aider à réduire les bouffées de chaleur pendant l'homme. utiliser. Les directives américaines recommandent que votre apport en sucre ajouté soit inférieur à 10% de votre apport calorique quotidien - donc si vous mangez un régime de 2 000 calories, moins de 200 calories ou 50 grammes devraient provenir de sucres ajoutés.

Aussi, café

Des études ont montré que la caféine et l'alcool peuvent déclencher des bouffées de chaleur chez les femmes qui traversent la ménopause. Dans une étude portant sur 196 femmes ménopausées, la consommation de caféine et d'alcool a augmenté la gravité des bouffées de chaleur, mais pas leur fréquence. D'autre part, une autre étude a associé la consommation de caféine à une moindre incidence de bouffées de chaleur.

Par conséquent, il peut être utile de tester si l'élimination de la caféine affecte vos bouffées de chaleur. Un autre facteur à considérer est que la caféine et l'alcool sont connus pour perturber le sommeil et que beaucoup de femmes qui traversent la menorause ont des problèmes. en cours. Donc, si c'est le cas pour vous, envisagez d'éviter la caféine ou l'alcool près de l'heure du coucher.

Aliments Srisu

Éviter les aliments dangereux est une recommandation courante pour les femmes en période de méningite. Cependant, les preuves à l'appui de cela sont limitées. Une étude de 896 femmes traversant la menorauuse en Espagne et en Amérique du Sud a examiné l'association entre les temps de vie et les incidents d'h ot bouffées de chaleur et associés, votre apport alimentaire avec une augmentation des bouffées de chaleur.

Une autre étude portant sur 717 femmes en Inde a associé des bouffées de chaleur à une consommation d'aliments croustillants et à des niveaux d'anxiété. Les chercheurs ont conclu que les bouffées de chaleur étaient pires pour les femmes dont la santé globale était plus mauvaise. Nouveau WOASTTENTION FOST FOUND FOOD FOOD FIRD, USE WOOA BOST JUDUL, USE WOD That Avo, dont beaucoup RYN WOURM.

Aliments riches en sel

Une consommation élevée de sel a été liée à une densité osseuse plus faible chez les femmes rostmenorausales. Dans une étude portant sur plus de 9 500 femmes ménopausées, un apport en sodium de plus de 2 grammes par jour était lié à un risque 28 % plus élevé de faible densité minérale osseuse.

De plus, après la ménopause, la baisse des œstrogènes augmente votre risque de développer une pression artérielle élevée. Réduire votre consommation de sodium peut aider à réduire ce risque.

De plus, dans une étude randomisée portant sur 95 femmes ménopausées, celles qui suivaient un régime alimentaire modéré en sodium ont eu une meilleure humeur générale, aux femmes qui ont suivi une alimentation saine sans restriction de sel. Éviter les glucides transformés, les sucres ajoutés, l'alcool, la caféine, les aliments secs et les aliments riches en sel peut améliorer les symptômes de menorause. Éviter les glucides transformés, les sucres ajoutés, l'alcool, la caféine, les aliments riches en sel et les aliments riches en sel peut améliorer quelque chose oms de menorause.

Keto diet et Menorause

La ménorrhée est un problème biologique naturel que chaque femme éprouve. Vous vous demandez peut-être comment le régime cétogène peut affecter la ménopause. Discutons de la céto et de la ménopause et de ce que vous devez savoir.

Le régime cétogène peut être lié à plusieurs avantages, en particulier pendant la ménopause. Voici quelques-uns des avantages probables :

1. Améliorer la sensibilité à l'insuline

Le menorau peut modifier les niveaux d'hormones et, dans certains cas, le menorau peut réduire la sensibilité à l'insuline et altérer la capacité de votre corps à utiliser efficacement l'insuline. L'insuline est une hormone responsable du transport du sucre de votre sang dans vos cellules pour être utilisé pour l'énergie.

La recherche suggère que le régime cétogène pourrait améliorer la sensibilité à l'insuline et favoriser un meilleur contrôle de la glycémie. Une étude a porté sur des femmes atteintes d'un cancer de l'ovaire ou de l'endomètre suivant un régime céto pendant 12 semaines. Les résultats ont montré une amélioration de la sensibilité à l'insuline et des niveaux d'insuline. On ne sait pas si les résultats seraient toujours valables pour les femmes menoraus sans ces types de cancer.

2. Prévenir la prise de poids

Beaucoup de femmes prennent du poids pendant la ménorause. De nombreux experts attribuent cela à un métabolisme plus lent et à des fluctuations hormonales.

Certaines recherches montrent qu'une diminution de l'apport en glucides pourrait aider à prévenir la prise de poids liée à la ménopause. Par exemple, une étude portant sur 88 000 femmes a révélé que suivre un régime pauvre en glucides était associé à un risque réduit de prise de poids à la ménopause.

Suivre un régime faible en gras était lié à un risque accru de prise de poids. Il est également important de noter que les régimes à teneur réduite en glucides dans cette étude contenaient beaucoup plus de glucides par rapport à un régime cétogène traditionnel. Plus d'études sont nécessaires sur la ménopause, la céto et la prise de poids en particulier.

3. Réduire les fringales

Pendant la ménorause, de nombreuses femmes éprouvent des fringales et une faim accrues. Certaines études ont montré qu'un régime céto pourrait diminuer la faim et la faim, ce qui pourrait être particulièrement bénéfique pendant la ménopause.

Une étude de 95 personnes, dont 55 femmes suivant un régime céto pendant 9 semaines, a montré des niveaux accrus de glucag P-1) – une hormone qui régule l'arrêt. Cette augmentation a été observée chez les femmes.

Une autre petite étude a rapporté un régime céto hypocalorique réduit l'appétit et les niveaux de la ghréline, l'hormone de la faim. D'autres études sont nécessaires pour évaluer comment le régime céto pourrait affecter l'appétit et les fringales, en particulier chez les femmes menorausales.

Le régime cétogène peut être lié à plusieurs avantages pendant la ménopause. Des études montrent que le régime céto peut améliorer les facteurs de risque cardiaque en diminuant l'indice de masse corporelle (IMC), le poids corporel, la réduction pas mal de graisse, des niveaux de triglycéride et de la pression artérielle. , en particulier chez ceux qui sont obèses ou en surpoids.

La consommation de certains autres micronutriments, tels que la choline, le sélénium et les vitamines C, B12, A et K, pourrait également augmenter sur un cétogène c'est un régime.

D'autre part, si vous souffrez de la grippe céto, cela pourrait exacerber les symptômes de la ménopause, tels que les problèmes de sommeil et la fatigue. Lisez notre article informatif pour savoir comment éviter ou minimiser la grippe céto. Les symptômes de la grippe céto disparaissent généralement en quelques jours à une semaine si vous restez hydraté et que vous consommez beaucoup d'électrolytes.

Le régime cétogène peut offrir une gamme d'avantages aux femmes pendant la ménopause, notamment une prise de poids accrue, une réduction des fringales et une sensibilité accrue à l'insuline.

6 aliments essentiels à la ménorausse pour votre régime de la quarantaine

1.	Yaourt

Au fur et à mesure que vous dépassez la ménopause, la santé des os entre en jeu. Le calcium quotidien fait partie de la recette pour des os solides, avec la vitamine D et l'exercice. Les produits laitiers faibles en gras comme l'uogourt, ainsi que les sardines, les amandes, le jus d'orange fortifié et certaines eaux minérales sont tous des moyens de se calmer. euh de la nourriture. Si vous décid ave sontaminants tels que le plomb. Votre total quotidien de calcium devrait être de 1200 milligrammes (mg), y compris les suppléments et les sources alimentaires.

2.   Flocons d'avoine

La fibre alimentaire est la partie de la plante qui n'est pas facilement digestible. L'ajout de fibres à votre alimentation sous forme de grains entiers, de fruits et de légumes peut réduire le cholestérol, la glycémie et prévenir la constipation. des problèmes de santé qui peuvent survenir au fur et à mesure que vous approchez de la ménorause et au-delà. La fibre a l'avantage supplémentaire de vous faire ralentir pour mâcher, ce qui peut vous aider à manger plus lentement et à vous enregistrer lorsque vous êtes rassasié. Essayez d'en ajouter une portion par jour de glucides raffinés comme du pain blanc ou des pâtes avec une version à grains entiers comme de la farine d'avoine ou du riz brun. ta. Idéalement, les experts recommandent 25 à 30 grammes de fibres par jour pour que votre système digestif fonctionne correctement.2

3.   Eau

L'eau est appelée « oxygène liquide ». Et tout comme l'oxygène nourrit toutes les cellules, l'eau est essentielle pour les femmes ménopausées pour hydrater les cellules, hydrater la peau et imite les toxines du corps. Essayez d'obtenir au moins 64 onces chaque jour : si vous le mesurez dans une grande bouteille ou un pichet au début de la journée, vous pouvez voir vos progrès et essayez d'atteindre votre objectif avant l'heure du coucher.

4.   Huile d'olive

Oui, vous avez besoin de graisse dans votre alimentation tous les jours. La graisse aide à modérer les hormones, la réponse, l'insuline et l'absorption des vitamines. Mais toutes les graisses ne sont pas créées de la même manière.

L'augmentation de la quantité de graisse végétale hydratée peut réduire votre cholestérol plutôt que d'aggraver le problème. Remplacer l'huile d'olive ou d'avocat par du beurre dans votre cuisine est le début parfait.

5.	Sou

Le soja contient des phytogènes qui, pour certaines femmes, peuvent améliorer les symptômes de la méningite. Au-delà de ces oestrogènes végétaux eux-mêmes, les isoflavones en déclenchent également chez certaines femmes la production d'un eduol Ogène qui se forme dans les intestins, qui peut aussi Il traite naturellement les bouffées de chaleur et d'autres symptômes. Hormones mises à part, le soja est une excellente source de fibres et certains types de tofu fournissent également du calcium. Si vous remplacez la viande rouge par du soja au moins deux fois par semaine, vous ferez pencher la balance vers une santé mineure.

6.	Haricots et lentilles

Il a été démontré que les sources de protéines à base de plantes, telles que les légumineuses, retardent l'apparition des menstruations précoces et prolongent la reproduction chez la femme J'ai une fonction. Viser trois à quatre portions par jour de haricots, de noix, de reas, de semer, de tofu et de pâtes peut avoir un effet positif sur l'ovaire en plus de réduire l'inflammation et le stress positif. . Les légumes sont chargés de vitamines, de minéraux, d'antioxydants et de fibres. Si vous commencez à augmenter vos légumes tout en diminuant votre consommation de produits laitiers et de viandes, vous vous dirigez dans une direction qui vous aidera. si vous perdez du poids, gardez votre sang gluant stable et nourrissez-le toujours sans obstruer les artères. Difficile d'argumenter avec cela.

Pour qui la ménorrhée rend-elle si difficile la perte de poids ?

La ménorrhée commence officiellement lorsqu'une femme n'a pas eu de cycle menstruel depuis 12 mois. À cette époque, elle peut trouver très difficile de perdre du poids. En fait, beaucoup de femmes remarquent qu'elles commencent réellement à prendre du poids pendant la période de grossesse, qui peut commencer une décennie avant la ménopause.

Plusieurs facteurs jouent un rôle dans la prise de poids autour de la ménopause, notamment :

•	Fluctuations hormonales : des niveaux élevés et très bas d'œstrogène peuvent entraîner une augmentation du stockage des graisses.

•	Perte de masse musculaire : Cela peut être dû à l'âge, aux changements hormonaux et à la diminution de l'activité physique.

•	Sommeil inadapté : de nombreuses femmes ont des problèmes de sommeil pendant la ménopause, et le sommeil est lié à la prise de poids.

•	Augmentation de la résistance à l'insuline : les femmes deviennent souvent résistantes à l'insuline en vieillissant, ce qui peut rendre la perte de poids plus difficile.

De plus, le stockage des graisses se déplace des hanches et des cuisses vers l'abdomen pendant la ménopause. Cela augmente le risque de syndrome métabolique, de diabète de type 2 et de maladie cardiaque.

Par conséquent, les stratégies qui favorisent la perte de graisse du ventre sont particulièrement importantes à ce stade de la vie d'une femme.

La prise de poids survient avant et pendant la ménopause, en partie à cause d'une baisse des niveaux d'œstrogène. Des réductions régulières et régulières du métabolisme et du tonus musculaire peuvent également contribuer à ce gain de poids. Le poids a tendance à se développer dans l'abdomen.

Bien que perdre du poids puisse être plus difficile pendant la ménopause, il existe diverses méthodes que beaucoup trouvent efficaces. Ce livre traite de la relation entre la méningite et le poids, ainsi que des moyens éprouvés de perdre du poids pendant la transition.

Les femmes atteignent la ménopause après avoir passé 12 mois complets sans cycle menstruel.

Pendant la ménopause et la périrause - la période qui vous conduit à la ménopause - les gens peuvent prendre de la graisse corporelle et avoir plus de mal à perdre du poids.

La ménopause est liée à une augmentation de la graisse corporelle pour les raisons suivantes :

Un dror dans les niveaux d'oestrogène

Les changements dans les niveaux d'oestrogène contribuent à la prise de poids. L'œstrogène est l'une des principales hormones sexuelles chez les femmes. Il joue un rôle dans :

- caractéristiques sexuelles physiques

- réguler le cycle menstruel

- maintenir la santé des os

- réguler les niveaux de cholestérol

Pendant la ménopause, les niveaux d'œstrogènes diminuent considérablement. L'exécution de la façon dont je ne sert à rien Les médecins associent l'excès de poids au cours de l'âge moyen aux maladies cardiaques et au diabète de type 2. Le remplacement de Нормоне theraru peut réduire la tendance à gagner de la graisse abdominale.

Processus de vieillissement naturel

La prise de poids pendant la ménopause est également liée aux processus de vieillissement réguliers et aux habitudes de vie. À mesure que les gens vieillissent, ils ont tendance à devenir moins physiquement actifs. Leur métabolisme ralentit également naturellement. Ces variables entraînent une réduction de la masse musculaire et une augmentation de la graisse corporelle.

Mauvais sommeil

Les médecins associent également la ménopause à un manque de sommeil, qui peut provenir de bouffées de chaleur ou de sueurs nocturnes. La recherche sur les animaux établit un lien entre la privation de sommeil et la prise de poids. Voici des stratégies qui peuvent aider les gens à perdre du poids pendant la ménopause.

1. Augmenter l'activité

L'exercice régulier est un excellent moyen de favoriser la perte de poids et la santé physique en général. Beaucoup de gens voient leur tonus musculaire diminuer à mesure qu'ils vieillissent, et une perte de tonus musculaire peut provoquer une augmentation dans la graisse corporelle. L'exercice est un moyen clé de développer du muscle et de prévenir la perte de muscle liée à l'âge.

La recherche montre que l'exercice aérobique peut réduire la graisse corporelle après la ménorause. Une autre étude a révélé que l'entraînement en résistance trois fois par semaine peut améliorer la masse maigre et réduire la graisse corporelle en un temps record les femmes.

Les directives d'activité physique pour les Américains recommandent aux personnes de viser au moins 150 minutes d'activité physique. chaque semaine et que les gens devraient faire du renforcement musculaire pendant deux jours ou plus chaque semaine.

Une combinaison d'exercices aérobiques et d'entraînement en résistance aidera à réduire la graisse corporelle et à développer les muscles. Le poids lié à la ménopause a tendance à s'installer autour de l'abdomen.

Si une personne n'est pas déjà satisfaite, elle peut trouver plus facile d'augmenter progressivement son niveau d'activité. Voici quelques petites façons de créer plus d'activité dans la journée :

- faire des travaux de jardinage, du jardinage

- promener un chien

- se garer plus loin de l'entrée du bâtiment

- prendre les escaliers au lieu de l'ascenseur

- se lever pour prendre des appels téléphoniques

- faire une promenade ou faire un autre tour d'exercice à l'heure du déjeuner

2. Manger des aliments nutritifs

Pour perdre du poids, vous devez consommer moins de calories qu'ils n'en utilisent. Faire des changements de régime est un élément clé pour perdre du poids. Des aliments sains et riches en nutriments devraient servir de base à tous les repas et collations. Le régime alimentaire d'une réponse devrait contenir une variété de fruits et de légumes colorés, de grains entiers et de protéines maigres.

Un régime de style méditerranéen est un régime très régulier et efficace pour la santé. Une étude de 2016 a rapporté que ce régime peut améliorer les risques de maladies cardiaques, tels que la pression sanguine et les niveaux de lipides , et entraîner une perte de poids.

Les gens devraient faire un repas à manger :

- une variété de fruits et de légumes

- maigres, à partir de haricots, de poisson ou de poulet, par exemple

- grains entiers dans le pain et les céréales

- graisses saines, telles que l'huile d'olive ou

- jambes

Les gens devraient éviter les aliments transformés et ceux qui contiennent des quantités élevées de graisses trans ou saturées. Certains examens inclus:

- pain blanc

- pâtisseries, sous forme de cakes, sookies et beignets

- viandes rôties, hot-dogs ou bologne

Réduire la consommation de boissons sucrées - telles que les sodas et les jus - peut également aider. Les boissons sucrées contiennent beaucoup de calories supplémentaires. Un diététicien ou un nutritionniste peut aider à établir un régime alimentaire sain et à suivre les progrès.

3. Faire d'une couche une priorité

Obtenir suffisamment de sommeil de haute qualité est essentiel pour maintenir un poids santé et une santé globale. Un sommeil de faible qualité peut entraîner une prise de poids.

La recherche a établi un lien entre les troubles du sommeil et les processus de vieillissement et les perturbations métaboliques pendant la ménopause. L'altération de la dualité légère et des rythmes circulaires peut affecter :

- hormones arrêtées

- боду фат композіціон

- dépense énergétique

De plus, des phénomènes tels que les bouffées de chaleur et les sueurs nocturnes peuvent perturber le sommeil. Se concentrer sur l'obtention d'une quantité suffisante de sommeil réparateur peut aider à réduire la prise de poids liée à la ménopause.

4. Envisager des thérapies alternatives

Dans l'ensemble, il n'y a pas eu beaucoup de recherches approfondies et approfondies pour savoir si la médecine alternative est efficace pour réduire la douleur. ms lié à la ménorause. Bien que ces thérapies n'entraînent pas de perte de poids significative, elles peuvent aider à soulager certains symptômes et à réduire le stress.

Les compléments potentiels et les thérapies alternatives incluent :

- yoga

- hypnotise

- traitements à base de plantes

- méditation

5. Manger en pleine conscience

Pratiquer la pleine conscience en mangeant peut aider à modifier les comportements alimentaires et peut empêcher la prise de poids. Une alimentation consciente peut aider une personne à prendre conscience des signaux internes plutôt qu'externes. Cela peut être une approche utile pour manger et manger en rapport avec les états émotionnels.

Dans certaines études, une alimentation consciente a conduit à une réduction de l'apport alimentaire chez les personnes en surpoids et les personnes souffrant d'obésité.

6. Garder une trace de la nourriture et du poids

Le suivi des repas peut aider une personne à identifier les aliments malsains qu'elle consomme régulièrement et dans quels contextes. Cette information peut aider à apporter des changements de régime spécifiques.

La recherche montre que les personnes qui mangent de la nourriture, se pèsent régulièrement et maintiennent des niveaux d'équilibre élevés sont plus susceptibles d'avoir perte de poids légère.

7. Contrôler la taille des portions

La taille des portions dans les restaurants a augmenté au fil des ans, et reorle mange plus, il peut donc être difficile d'évaluer combien de nourriture un r personne a besoin de plus de repas et par jour.

Pour déterminer la quantité à inclure dans un repas, cela peut aider à comprendre les tailles de portion standard de certains aliments courants. Par exemple, certaines portions standard sont :

Pain   – 1 tranche

- Rice apasтa - ½ cyp cooкed

- fruit - un petit morceau

- lait ou yaourt - 1 photo

- fromage - 2 onces, ou la taille d'un domino

- viande ou poisson - 2 à 3 onces, ou la taille d'un bureau de cartes

Les conseils suivants peuvent aider les gens à contrôler la taille des parties :

- Mesurez les collations au lieu de les manger dans le sac.

- Évitez de manger devant la télévision — asseyez-vous plutôt à une table.

- Lorsque vous mangez au restaurant, ou pour moins de pain et moins d'amuse-bouche.

- Utilisez une balance de cuisine et des tasses à mesurer pour mesurer les portions à la maison. Tor de forme

8. Planifier à l'avance

La planification des repas et le fait d'avoir des aliments sains à portée de main rendront une personne moins susceptible de choisir des aliments malsains en un clin d'œil.

Remplissez la cuisine d'aliments sains pour des repas simples, et planifiez ces repas, pour éviter le mal, manger moins consciencieusement. Emportez des collations saines pour éviter les voyages au distributeur automatique.

9. Obtenir de l'aide de vos amis et de votre famille

Avoir le soutien de la famille et des amis fait partie intégrante de la perte de poids. Avoir un compagnon d'entraînement, par exemple, peut aider les gens à rester motivés à faire de l'exercice. Certaines personnes aiment suivre leurs progrès sur les médias sociaux, ce qui peut aider à rendre compte.

10. Faire des changements de style de vie

La clé pour perdre du poids est de maintenir des habitudes saines à long terme. Les régimes à la mode ont tendance à entraîner une perte de poids à court terme, tout en adoptant des habitudes saines, y compris des routines de cuisson et une activité physique régulière, sont plus susceptibles d'avoir des effets à long terme.

Les régimes caloriques ne fonctionnent pas bien à long terme

Pour perdre du poids, un déficit calorique est nécessaire. Pendant et après la ménopause, les dépenses énergétiques au repos d'une femme, ou le nombre de calories qu'elle brûle pendant le repos, diminuent.

Bien qu'il puisse être tentant d'essayer un régime très hypocalorique pour perdre du poids rapidement, c'est en fait la pire chose que vous puissiez faire. Ressemble que cela peut être réalisé pour que les voies puissent être en train de se déshabiller et plus loin. Ainsi , bien que les régimes très faibles en calories puissent entraîner une perte de poids à court terme, leurs effets sur la masse musculaire et le taux métabolique le feront difficile de perdre du poids.

De plus, un apport calorique insuffisant et une masse musculaire réduite peuvent entraîner une perte osseuse.

Cela peut augmenter votre risque d'ostéoporose. La recherche suggère également que la "restriction alimentaire", telle que la surveillance de la taille des portions au lieu de réduire considérablement les calories, peut être bénéfique pour nous peut perdre.

Adopter un mode de vie sain qui peut être maintenu à long terme peut aider à préserver votre taux métabolique et à réduire la quantité de masse musculaire vous perdez avec l'âge. Un déficit calorique est nécessaire pour perdre du poids. Cependant, la coupe calorique augmente trop la perte de muscle maigre, ce qui accélère la chute du taux métabolique qui survient avec l'âge .

Régimes santé qui fonctionnent bien pendant la ménorrhée

Voici trois régimes sains qui ont été montrés pour aider à perdre du poids pendant et au-delà de la transition menrause.

Le régime pauvre en glucides

De nombreuses études ont montré que les régimes à faible teneur en glucides sont excellents pour perdre du poids et sont également capables de réduire la graisse abdominale. Bien que les femmes ménopausées et post-ménopausées aient été incluses dans plusieurs études à faible teneur en glucides, il n'y a eu que quelques études portant sur cette population. exclusivement.

Dans une de ces études, les femmes postménorausées suivant un régime pauvre en glucides ont perdu 21 livres (9,5 kg), 7% de leur graisse corporelle et 3,7 pouces (9,4 cm) de leur taille en 6 mois. De plus, l'apport en glucides n'a pas besoin d'être extrêmement faible pour provoquer une perte de poids. Dans une autre étude, un régime paléo fournissant environ 30 % des calories provenant des glucides a produit un plus grand réducteur de graisse abdominale et de poids qu'un régime faible en gras après 2 ans.

Le régime méditerranéen

Bien que le régime méditerranéen soit surtout connu pour améliorer la santé et réduire le risque de maladie cardiaque, des études montrent qu'il peut également vous aider à nous perdre. oui. Comme les études sur les régimes à faible teneur en glucides, la plupart des études sur les régimes méditerranéens ont examiné à la fois les hommes et les femmes plutôt que les femmes ménopausées ou post-ménorausiques. ly. Dans la même chose de moi et de 55 ans plus anciennes, ce qui a eu un moyen de réaliser un falon.

Un régime végétarien

Les régimes végétariens et végétaliens se sont également révélés prometteurs pour la perte de poids. Une étude chez des femmes ménopausées a rapporté une perte de poids significative et des améliorations de la santé parmi un groupe assigné à un ve gan diète. Cependant, une approche végétale plus flexible qui comprend des produits laitiers et des œufs s'est également révélée efficace chez les femmes plus âgées.

Les meilleurs types d'exercices pour perdre du poids

La plupart des gens deviennent moins actifs en vieillissant. Cependant, l'exercice peut être plus important que jamais pendant et après la ménopause. Il peut améliorer l'humeur, favoriser un poids sain et protéger vos muscles et vos os. L'entraînement en résistance avec des poids ou des bandes peut être extrêmement efficace pour prévenir ou même augmenter la masse musculaire maigre, ce qui n'est pas le cas. complètement avec les changements hormonaux et l'âge.

Bien que tous les types d'entraînement en résistance soient bénéfiques, des recherches récentes suggèrent qu'il est préférable de s'entraîner davantage, en particulier pour réduire la graisse abdominale. L'exercice aérobie (froid) est également idéal pour les femmes ménopausées. Des études ont montré qu'il peut réduire la graisse du ventre tout en préservant les muscles pendant la perte de poids. Un mélange d'entraînement en force et d'exercice aérobique peut être la meilleure stratégie. La résistance et l'exercice physique peuvent aider à favoriser la perte de graisse tout en empêchant la perte musculaire qui se produit normalement autour de la ménopause.

Tиps pour perdre du poids pendant Menorause

Voici plusieurs façons d'améliorer votre dualité de vie et de faciliter la perte de poids pendant la ménorause.

Obtenez un sommeil reposant et de qualité

Obtenir suffisamment de sommeil de haute qualité est important pour atteindre et maintenir un poids sain. Les personnes qui trop peu ont des niveaux plus élevés de «l'hormone de la faim» ghrelin, des niveaux plus bas de «l'hormone de la plénitude» lertin et sont plus susceptibles de être en surpoids. Malheureusement, beaucoup de femmes en période de menoraucité ont des problèmes de sommeil à cause des bouffées de chaleur, des sueurs nocturnes, du stress et d'autres effets physiques du déficit en œstrogènes. ensu.

Psychothérapie et acupuncture

Thérapie cognitivo-comportementale, une forme de psyshotheraru montrée pour aider avec insomnia, peut bénéficier aux femmes ms de faible œstrogène. Cependant, aucune étude n'a été menée spécifiquement sur les femmes ménopausées. L'acupuncture peut également être utile. Dans une étude, il a réduit les bouffées de chaleur de 33 % en moyenne. Un examen de plusieurs études a révélé que l'acupuncture peut augmenter les niveaux d'œstrogène, ce qui peut réduire les symptômes et favoriser un meilleur sommeil.

Trouver un moyen de soulager le stress

Le soulagement du stress est également important pendant la transition ménopausique. En plus d'augmenter le risque de maladie cardiaque, le stress conduit à des niveaux cortèges élevés, qui sont associés d avec une augmentation de la graisse abdominale. Heureusement, plusieurs études ont montré que l'uoga peut réduire le stress et soulager les symptômes chez les femmes en ménopause. Il a également été démontré qu'un supplément de 100 mg de pynogénol , également connu sous le nom d'extrait d'écorce de pin, réduit le stress et soulage le mineur. autres conclusions.

Autres conseils de perte de poids qui fonctionnent

Voici quelques autres conseils qui peuvent aider à perdre du poids pendant la ménopause ou à tout âge.

1.	Mangez beaucoup de protéines. Les protéines vous gardent rassasié et satisfait, augmentent le taux métabolique et réduisent la perte musculaire pendant la perte de poids.

2. Inclure les produits laitiers dans votre alimentation. La recherche suggère que les produits laitiers peuvent vous aider à perdre de la graisse tout en conservant la masse musculaire.

3. Mangez des aliments riches en fibres solubles. Consommer des aliments riches en fibres comme les graines de lin, les choux de Bruxelles, les avocats et le brocoli peut augmenter la sensibilité à l'insuline, réduire l'appétit et favoriser la perte de poids.

4. Buvez du thé vert. La caféine et l'EGCG contenus dans le thé vert peuvent aider à brûler les graisses, en particulier lorsqu'ils sont associés à un entraînement à la résistance.

5. Pratiquez une alimentation consciente. Une alimentation consciente peut aider à réduire le stress et à améliorer votre relation avec la nourriture, de sorte que vous finissez par manger moins.

Manger consciencieusement et consommer des aliments et des boissons favorables à la perte de poids peut vous aider à perdre du poids pendant la ménopause.

Aliments pour aider les résumés de Menorause

Les aliments à base de plantes qui ont des œstrogènes (œstrogènes végétaux) agissent dans le corps comme une forme faible d'œstrogène. Pour cette raison, le soja peut aider à soulager les symptômes de la méningite, bien que les résultats de la recherche ne soient pas clairs. Certains peuvent aider à réduire le taux de cholestérol et ont été suggérés pour soulager les bouffées de chaleur et les sueurs nocturnes. Les isoflavones peuvent être trouvées dans des aliments tels que le tofu et le lait de soja.

Suppléments après Menorause

Parce qu'il y a une relation directe entre le manque d'oestrogène après la ménopause et le développement de l'ostéoporose, la sureté suivante plements, combiné avec une alimentation saine, peut aider à prévenir l'apparition de cette condition :

- Calcium. Si vous pensez que vous devez prendre un supplément pour obtenir suffisamment de sel, consultez d'abord votre médecin. Une étude de 2012 suggère que la prise de suppléments de calcium peut augmenter le risque de crise cardiaque chez certaines personnes - mais l'étude montre d que l'augmentation du sel dans l'alimentation par le biais de la nourriture ne semble pas augmenter le risque.

- Vitamine D. Votre corps utilise la vitamine D pour absorber le calcium. Les personnes âgées de 51 à 70 ans devraient recevoir 600 UI par jour. Les personnes de plus de 70 ans devraient recevoir 800 UI par jour. Plus de 4 000 UI de vitamine D par jour ne sont pas recommandées, car elles peuvent endommager les reins et affaiblir les os.

Quels suppléments rechercher pendant un régime menorauste

En plus d'un régime alimentaire sain contre la ménopause, ces suppléments peuvent aider à prévenir ou à atténuer les symptômes de la ménopause :

- Graines de lin — L'huile de lin et les graines de lin peuvent aider à soulager les symptômes bénins de la ménopause.

- Calcium - En raison des niveaux réduits d'oestrogène, les femmes souffrant de ménopause courent un risque accru de développer une perte osseuse. Il est essentiel d'obtenir suffisamment de calcium pour éviter cela. Si vous avez besoin d'un supplément de sel, prenez-le sous la direction de votre médecin.

- Vitamine D — La vitamine D est aussi importante pour le maintien de la santé des os que le calcium. Votre corps l'utilise également pour absorber le calcium. Renseignez-vous auprès de votre médecin sur les suppléments de vitamine D.

- Black cohosh - Selon certaines études, les suppléments de black cohosh peuvent aider à soulager les symptômes de la ménopause, en particulier vos bouffées de chaleur.

La menorauuse commence officiellement après que vous n'ayez pas eu vos règles pendant une année complète.

Pendant la menorause, vous courez un risque accru de prendre du poids. Votre régime menorauste devrait en tenir compte.

Il existe plusieurs régimes alimentaires sains pour la ménoragie qui peuvent vous aider à maintenir un poids sain pendant cette phase. Votre régime menorause devrait inclure des graisses saines, des aliments à grains entiers, des fruits et légumes frais et beaucoup d'eau. Vous pouvez également inclure des aliments riches en œstrogènes pour la ménopause dans votre alimentation.

Il y a aussi des aliments que vous pouvez éviter pour prévenir les bouffées de chaleur et autres symptômes menorausiques. Quoi qu'il en soit, assurez-vous de parler à votre médecin pour élaborer un régime alimentaire sain pour vous.

Régime menoraus : plan de 5 jours pour perdre du poids

Après avoir atteint l'âge de 40 ans, il est important de réduire les calories de 200 par jour afin de maintenir votre poids actuel. C'est l'une des approches les plus importantes à adopter pour perdre du poids pendant la ménopause.

Il est important d'avoir une alimentation saine et équilibrée tout au long de la journée. Cela comprend les quatre groupes alimentaires : viande/poisson, céréales/céréales, fruits/légumes et produits laitiers. Si vous êtes végétarien / végétalien, vous aurez besoin d'obtenir des protéines à partir de sources telles que le duinoa, les graines de chia et le soja.

Voici quelques lignes directrices pour faire un plan de repas de 5 jours

Exemple de petit-déjeuner

- Muffin anglais au blé entier

- Oeuf

- Régime faible en gras

- Jus d'orange (enrichi en sel)

Il est important d'inclure un peu de sel le matin. Vous devriez également éviter de sauter le petit-déjeuner, car cela peut vous aider à consommer moins de calories pendant la journée.

Petit Déjeuner

- Houmous

- Blé entier avec laitue/tomate/luzerne)

- Fruits frais

- Mesclun avec vinaigrette faible en gras

Il est important d'ajouter des légumes verts à votre déjeuner. Les études montrent que cela est particulièrement important pendant la ménorause.

Exemple de dîner

- Saumon grillé

- Riz complet

- Srinash sauté dans l'huile d'olive

Les aliments oméga-3 comme le poisson gras peuvent aider à réduire le risque de maladie cardiaque et d'autres maladies graves après la ménopause. Vous pouvez également obtenir d'autres avantages comme une baisse de la pression sanguine et des niveaux de cholestérol.

Petites collations

Il est important de prendre des collations santé avec de petites portions. Cela vous aidera à vous rassasier pendant la journée tout en prévenant des problèmes tels que la glycémie et la prise de poids. Si vous réduisez votre nombre total de calories de 200, il est particulièrement important de prendre des collations santé.

du matin   : Petite banane et yaourt sans gras

•   Collation de l'après-midi : craquelins de grains entiers, beurre de cacahuètes et tranches

L'une des clés est de surveiller la taille de vos portions. Il peut être difficile de doubler ou de déranger le service suggéré. Les aliments, les glucides et les graisses peuvent vous ajouter facilement, ce qui peut détruire votre plan de 5 jours pour perdre du poids.

Après la ménopause, votre risque de certaines conditions médicales augmente. Les exemples comprennent:

- Maladie du cœur et des vaisseaux sanguins (cardio-vasculaires). Lorsque vos niveaux d'oestrogène diminuent, votre risque de maladie cardiovasculaire augmente. Les maladies cardiaques sont la principale cause de décès chez les femmes ainsi que chez les hommes. Il est donc important de faire de l'exercice régulièrement, d'avoir une alimentation saine et de maintenir un poids normal. Demandez conseil à votre médecin sur la manière de protéger votre cœur, par exemple sur la manière de réduire votre taux de cholestérol ou votre tension artérielle si c'est trop élevé.

- Ostéorrosse. Cette condition rend les os fragiles et faibles, ce qui entraîne un risque accru de fractures. Au cours des premières années après la ménopause, vous pouvez perdre de la densité osseuse à un rythme rapide, ce qui augmente votre risque d'ostéoporose. Les femmes souffrant d'ostéoporose sont particulièrement sensibles aux fractures de la colonne vertébrale, des hanches et des poignets.

- L'urine est humaine. Au fur et à mesure que les tissus de votre vagin et de votre urètre perdent de leur élasticité, vous pouvez ressentir des envies fréquentes, soudaines et fortes d'uriner, f permis par une perte involontaire d'urine (incontinence par impériosité), ou la perte d'urine avec toux, rire ou lever (incontinence à l'effort). Vous pouvez avoir des infections urinaires plus souvent.

  Renforcer les muscles du plancher pelvien avec des exercices de Kegel et l'utilisation d'un œstrogène vaginal torical peut aider à soulager les maux inence. L'hormonothérapie est également une option de traitement efficace pour la confiance urinaire ménorause et les changements vaginaux qui peuvent entraîner une incontinence urinaire.

- Fonction sexuelle. Sécheresse vaginale due à une baisse de la production d'humidité et à une perte d'élasticité sans causer d'inconfort et de légers saignements pendant rapports sexuels. De plus, une diminution de la sensibilité peut réduire votre désir d'activité sexuelle (libido).

Les hydratants et lubrifiants vaginaux à base d'eau peuvent aider. Si un lubrifiant vaginal ne suffit pas, de nombreuses femmes bénéficient de l'utilisation d'un traitement vaginal local à base d'œstrogènes, disponible sous forme de crème vaginale. pouvoir ou sonner.

- Prendre du poids. Beaucoup de femmes prennent du poids pendant la transition ménopause et après la ménopause parce que le métabolisme ralentit. Vous devrez peut-être manger moins et faire plus d'exercice, juste pour maintenir votre poids actuel.

Diagnostiquer

Les signes et les symptômes de la ménopause suffisent généralement à dire à la plupart des femmes qu'elles ont commencé la transition ménopausique. Si vous avez des inquiétudes au sujet de règles irrégulières ou de bouffées de chaleur, parlez-en à votre médecin. Dans certains cas, une évaluation plus approfondie peut être recommandée.

Les tests ne sont généralement pas nécessaires pour diagnostiquer la ménopause. Mais dans certaines circonstances, votre médecin peut vous recommander des tests sanguins pour vérifier votre niveau de :

- L'hormone folliculo-stimulante (FSH) et l'oestrogène (estradiol), parce que vos niveaux de FSH augmentent et que les niveaux supérieurs diminuent à mesure que l'homme une utilisation se produit.

- L'hormone stimulant la thyroïde (TSH), car une thyroïde sous-développée (hypothyroïdie) peut provoquer des symptômes similaires à ceux e de menorause.

Des tests à domicile en vente libre pour vérifier les niveaux de FSH dans votre urine sont disponibles. Les tests pourraient vous dire si vous avez des niveaux de FSH élevés et si vous êtes peut-être en période de pré-ménopause ou de ménopause. Mais, puisque les niveaux de FSH augmentent et diminuent au cours de votre cycle menstruel, les tests de FSH à domicile ne peuvent pas vraiment vous dire si vous êtes défini ou non. ely dans une étape de menoraue.

La ménopause ne nécessite aucun traitement médical. Au lieu de cela, les traitements se concentrent sur le soulagement de vos signes et symptômes et sur la prévention ou la gestion des conditions chroniques qui peuvent survenir Courir avec le vieillissement. Les traitements peuvent inclure :

- Thérapie hormonale. L'œstrogénothérapie est l'option de traitement la plus efficace pour soulager les bouffées de chaleur de la ménopause. En fonction de vos antécédents médicaux personnels et familiaux, votre médecin peut vous recommander des œstrogènes à la dose la plus faible et le plus court laps de temps nécessaire pour vous apporter un soulagement considérable. Si vous avez encore votre utérus, vous aurez besoin d'un progestatif en plus de l'œstrogène. L'œstrogène aide également à prévenir la perte osseuse. L'utilisation à long terme de l'hormonothérapie peut avoir des risques de cancer cardiaque et du sein, mais le démarrage des hormones au moment de la ménopause a montré b avantages pour certaines femmes. Parlez à votre médecin des avantages et des risques de l'hormone theraru et si c'est un choix sûr pour vous.

- Oestrogène vaginal. Pour réécrire des rédacteurs, il est possible que ce ne soit considéré comme le fait que le vilaine est possible de rédiger. Ce traitement ne libère qu'une petite quantité d'œstrogène, qui est absorbée par les tissus vaginaux. Il peut aider à soulager la sécheresse vaginale, l'inconfort avec les rapports sexuels et certains symptômes urinaires.

- Antidépresseurs à faible dose. Certains antidépresseurs liés à la classe des médicaments appelés inhibiteurs sélectifs de la sérotonine (ISRS) peuvent diminuer la ménopause les bouffées de chaleur. Un analgésique à faible dose pour la gestion des bouffées de chaleur peut être utile pour les femmes qui ne peuvent pas prendre d'œstrogène pour des raisons de santé ou pour les femmes qui en ont besoin d'un aniderressant pour une humeur.

- Gabarentin (Gralise , Horizontal , Neurontin). Gabarentin est approuvé pour traiter les crises d'épilepsie, mais il a également été démontré qu'il aide à réduire les bouffées de chaleur. Ce médicament est utile chez les femmes qui ne peuvent pas utiliser d'œstrogène et chez celles qui ont également des bouffées de chaleur nocturnes.

- Clonidine (Catares, Karvay). CLOI, ILS ON TROUVEZ-VOUS UNTER LE PRÉSIDE À L'ÉBUT SUR LE SUR LE SUR LE SUR LE SUR LE SUR LE SUR LE SUPPRIMÉE, MIRDIEZ-LA RÉSULLABLES SUR LIGNE RÉSEMPLIQUE.

- Médicaments pour prévenir ou traiter l'ostéoporose. En fonction des besoins individuels, les médecins peuvent recommander des médicaments pour prévenir ou traiter l'ostéoporose. Plusieurs médicaments sont disponibles pour aider à réduire la perte osseuse et le risque de fractures. Votre médecin pourrait vous prescrire des suppléments de vitamine D pour aider à renforcer les os.

Avant de décider de toute forme de traitement, discutez avec votre médecin de vos options et des risques et avantages associés à chacun. Passez en revue vos options chaque année, car vos besoins et vos options de traitement peuvent changer.

Heureusement, bon nombre des signes et symptômes associés à la ménorause sont temporaires. Prenez ces mesures pour aider à réduire ou à prévenir leurs effets :

- Cool bouffées de chaleur. Habillez-vous en couches, prenez un verre d'eau froide ou allez quelque part plus frais. Essayez de déterminer ce qui déclenche vos bouffées de chaleur. Pour de nombreuses femmes, les déclencheurs peuvent inclure des boissons chaudes, de la caféine, des aliments gras, de l'alcool, du stress, du temps chaud et même une pièce chaude.

- Diminuer l'inconfort vaginal. Tru un lubrifiant vaginal à base d'eau (Astroglide , KY jelly, Sliduid , autres) ou un lubrifiant à base de silicone ou m oisturizer (Rerlens , KY Liduibeads). , Sliduid , autres).

  Vous pourriez envisager de choisir un produit qui ne contient pas de glycérine, ce qui peut provoquer des brûlures ou des irritations si vous êtes sensible à ce produit chimique. al. Rester actif sexuellement aide également à soulager l'inconfort vaginal en augmentant le flux sanguin vers le vagin.

- Dormez suffisamment. Évitez la caféine, qui peut rendre difficile le sommeil, et évitez de boire trop d'alcool, ce qui peut interrompre le sommeil. Faites de l'exercice pendant la journée, mais pas juste avant le coucher. Si les bouffées de chaleur perturbent votre sommeil, vous devrez peut-être trouver un moyen de les gérer avant de pouvoir vous reposer suffisamment.

- Pratiquez les techniques de relaxation. Des techniques telles que la respiration du cerf, la respiration rythmée, l'imagerie guidée, le massage et la relaxation musculaire progressive peuvent aider à la ménopause somme toute. Vous pouvez trouver un certain nombre de livres et d'offres en ligne qui montrent différents exercices de relaxation.

- Force de notre plancher de train. Exercices des muscles du plancher pelvien, exercices de Kegel en salle et amélioration de certaines formes d'incontinence urinaire.

- Manger une alimentation équilibrée. Comprend une variété de fruits, de légumes et de grains entiers. Limitez les graisses saturées, les huiles et les sucres. Demandez à votre médecin si vous avez besoin de suppléments de salsium ou de vitamine D pour répondre à vos besoins quotidiens.

- Ne fumez pas. Fumer augmente votre risque de maladie cardiaque, d'accident vasculaire cérébral, d'ostéoporose, de cancer et d'une gamme d'autres problèmes de santé. Il peut également augmenter les bouffées de chaleur et provoquer une ménorause plus précoce.

- Réglementation de l'exercice. Faites régulièrement de l'exercice physique ou faites de l'exercice pour aider à vous protéger contre les maladies cardiaques, le diabète, l'ostéoporose et d'autres conditions associées au vieillissement.

Médecine douce

Les arrêts de Manu ont été présentés comme des aides à la gestion des symptômes de la ménopause, mais peu d'entre eux ont des preuves scientifiques pour se prélasser les slaims. Certains traitements et traitements alternatifs qui ont été ou sont à l'étude comprennent :

- Plantez des œstrogènes (phytoestrogens). Ces œstrogènes se trouvent naturellement dans certains aliments. Il existe deux principaux types de phytogènes : les isoflavones et les lignanes. Les isoflavones se trouvent dans le soja, les lentilles, les pois chiches et d'autres légumineuses. Les lignanes se trouvent dans les graines de lin, les grains entiers et certains fruits et légumes.

  Il reste à déterminer si les œstrogènes contenus dans ces aliments peuvent soulager les bouffées de chaleur et autres symptômes mineurs, mais la plupart des études les ont trouvés inefficaces. efficace. Les isoflavones ont de faibles effets semblables à ceux des œstrogènes, donc si vous avez eu un cancer du sein, parlez-en à votre médecin avant de compléter votre régime avec pilules d'isoflavone.

On pense que la sauge aux herbes contient des composés avec des effets de type œstrogène, et il y a de bonnes preuves qu'elle peut efficacement nage menorause sommptoms. L'herbe et ses huiles doivent être évitées chez les personnes qui ont un allergène à la sauge, et chez les femmes enceintes ou qui allaitent. Utilisez-le avec précaution chez les personnes souffrant d'hypertension artérielle ou d'erelersu.

- Hormones bioidentiques. Ces hormones proviennent de sources végétales. Le terme "bi-identique" implique que les hormones contenues dans le produit sont chimiquement identiques à celles produites par votre corps. Il existe des hormones bi-identiques disponibles dans le commerce, approuvées par la Food and Drug Administration (FDA). Mais de nombreuses préparations sont combinées - mélangées dans une pharmacie selon la prescription d'un médecin - et ne sont pas réglementées par la FDA, s la dualité et les risques peuvent varier. Il n'y a aucune preuve scientifique que les hormones bi-identiques fonctionnent mieux que l'hormone traditionnelle theraru dans la menrause facile Symptômes. Il n'y a pas non plus de preuve qu'ils présentent moins de risques que les traitements hormonaux traditionnels.

- Blask coxossh. L'actée à grappes noires a été courante chez de nombreuses femmes présentant des symptômes menoraus. Mais il y a peu de preuves que l'actée à grappes noires est efficace, et le supplément peut être nocif pour le foie et peut être dangereux pour les femmes ayant des antécédents de cancer du sein. r.

- Yoga. Il n'y a aucune preuve pour soutenir la pratique de l'UOGA dans la réduction des symptômes menoraus. Mais les exercices d'équilibre tels que l'uoga ou le tai chi peuvent améliorer la force et la coordination et peuvent aider à prévenir les chutes qui pourraient entraîner os brisés. Vérifiez auprès de votre médecin avant de commencer les exercices d'équilibre. Envisagez de prendre un cours pour apprendre à effectuer des postures et à bien maîtriser les techniques.

- Superstructure. L'acupuncture peut avoir des avantages temporaires en aidant à réduire les bouffées de chaleur, mais la recherche n'a pas montré de résultat significatif ou cohérent. améliorations. Plus de recherche est nécessaire.

- Hurnosis. Hurnothepar peut diminuer l'incidence des bouffées de chaleur pour certaines femmes menorausal, selon les recherches du National Center for Complem entararu et intégrative de la santé à l'US Nation.al Institutes of Health. L'hypnothérapie a également aidé à améliorer le sommeil et à diminuer les interférences dans la vie quotidienne, selon l'étude.

Vous avez peut-être entendu parler ou essayé d'autres suppléments alimentaires, tels que le trèfle rouge, le kava, le dong duuai, la DHEA, l'huile d'argan du soir et l'huile sauvage am (crème à la progestérone naturelle). Les preuves scientifiques sur l'efficacité font défaut, et certains de ces produits peuvent être nocifs.

Discutez avec votre médecin avant de prendre des suppléments à base de plantes ou diététiques pour les symptômes menoraus. La FDA ne réglemente pas les produits à base de plantes, et certains peuvent être dangereux ou interagir avec d'autres médicaments que vous prenez, mettant votre santé à risque.

CHAPITRE DEUX

RECETTE MÉNOPAUSE

Merveilles de sept jours

Pas de beurre ni de margarine et pas de poussière.

Portions : 36

Rendement : 2 - 3 douzaines

Ingrédients

1 tasse de farine de blé entier

½ tasse de pacanes moulues

½ huile végétale verte

¼ riz brun

1 cuillère à café de zeste de citron

2 cryptes, dénoyautées et hachées

¼ tasse d'eau

½ sosonut râpé vert

Directions

Étape 1

Préchauffer le four à 400 degrés F (205 degrés C).

Étoile 2

Combinez la farine et les casseroles et mettez de côté.
Battre l'huile et le miel ensemble dans un grand bol, puis
battre le zeste de citron. Incorporer progressivement la
farine et les noix.

Étoile 3

Pressez le mélange uniformément dans un plat de
cuisson non graissé de 9 pouces et faites cuire pendant
15 minutes.

Étoile 4

Pendant la cuisson, mélangez les dattes hachées et l'eau
dans une sauce. Cuire à feu moyen jusqu'à ce que le
mélange ramollisse. Transférez ceci dans un grand bol.

Étoile 5

Avec une cuillère en bois, cassez la pâte chaude et versez-la dans le bol contenant le mélange de dattes. Ajouter la sosonut. Bien mélanger le tout.

Étoile 6

Former une bûche de 2 pouces de diamètre et envelopper de papier ciré ou de papier d'aluminium. (Pour la manipulation, saupoudrer les mains de farine.) Réfrigérer pendant une semaine. Pour servir, couper en tranches de 1/4 de pouce .

Jeûnes nutritionnels

Par portion : 81 portions ; protéines 0,8 g ; glucides 11,2 g; matières grasses 4,3 g ; sodium 3,4 mg.

Classique Lukshen Noodle Kugel

La plupart des kugels sont chargés de sucre et de poussière. Ce simple favori de la famille est savoureux et est l' accompagnement idéal pour le poulet rôti.

Avant : 10 min

Cuisson : 50 mn

Total : 1 h

Portions : 9

Rendement : 9 portions

Ingrédients

1 (8 onces) de nouilles aux œufs

⅓ huile végétale verte, divisée

1 oignon, haché

3 œufs, battus

sel et poivre noir au goût

Directions

Étoile 1

Remplissez un grand pot avec de l'eau légèrement salée et portez à ébullition à feu vif. Une fois que l'eau bout, incorporer les nouilles aux œufs et revenir à ébullition. Cuire la pâte à découvert, en remuant parfois, jusqu'à ce que la pâte soit trempée, mais qu'elle soit encore ferme sous la dent, environ 5 minutes. Bien égoutter dans une passoire placée dans l'évier.

Étoile 2

Préchauffer le four à 350 degrés F (175 degrés C).

Étoile 3

Chauffez 1 table d'huile végétale dans une poêle à feu moyen. Incorporer l'oignon; Laissez reposer et remuez jusqu'à ce que l'oignon se soit ramolli et soit devenu translucide, environ 5 minutes. Réduire le feu à moyen-doux et poursuivre la cuisson et remuer jusqu'à ce que l'oignon soit doré, 10 à 15 minutes de plus. Mélangez les nouilles, l'oignon, les œufs, l'huile végétale restante, le sel et le mélange dans un grand bol. Verser le mélange dans un moule de 8 pouces.

Étoile 4

Cuire au four préchauffé jusqu'à consistance ferme, environ 35 minutes.

Apports nutritionnels

Par portion : 196 calories ; protéines 5,8 g ; sarbohudrates 19g; matières grasses 10,8 g ; cholcstérol 82,9 mg; sodium 29 mg.

Pain de maïs au babeurre de grand-mère en bonne santé

Cette recette de pain de maïs la plus saine est rendue plus saine en utilisant des produits laitiers faibles en gras et moins de sucre. Nous avons également ajouté des grains de maïs, ce qui améliore la santé et la texture !

Avant : 15 min

Cuisson : 25 minutes

Supplémentaire : 15 minutes

Total : 55 minutes

Portions : 9

Rendement : 9 portions

Ingrédients

6 cuillères à soupe de beurre

1 tasse de babeurre faible en gras

2 oeufs

2 cuillères à soupe de sucre blanc

½ cuillère à café de bicarbonate de soude

1 sur un repas

1 tasse de farine de blé entier

½ cuillère à café de sel

1 photo congelé sorn

Directions

Étoile 1

Préchauffer le four à 375 degrés F (175 degrés C).

Étoile 2

Faites chauffer une poêle en fer de 9 pouces au four
pendant 10 minutes. Faire fondre le beurre dans la poêle
et badigeonner les bords de la poêle. Verser le beurre
dans un grand bol. Fouettez le babeurre et les œufs dans
un excès de beurre.

Étoile 3

Mélangez le sucre, le bicarbonate de soude, le maïs, la
farine de blé et le sel dans un autre bol. Fouetter le
mélange de maïs et le maïs congelé dans un mélange de

babeurre. Grattez le mélange de pain de maïs dans la poêle.

Étoile 4

Cuire au four préchauffé jusqu'à ce qu'une dent insérée dans le centre de la poêle en ressorte propre, 20 à 25 minutes.

Note de l'éditeur:

Cette recette est une version plus saine du pain de maïs au babeurre de grand-mère.

Le jeûne nutritionnel

Par portion : 223 calories ; 5,9 g de protéines ; glucides 29,8 g; matières grasses 9,7 g ; cholestérol 62,8 mg; sodium 300,1 mg.

Gâteau au fromage à la framboise et au chocolat blanc sain

Cette recette a toujours toute la saveur d'un grand gâteau au fromage de style restaurant, mais nous l'avons rendue plus saine en utilisant des ingrédients plus légers et moins de beurre et de sucre.

Avant : 1 h

Cuisson : 1h

Supplémentaire : 8 heures

Total : 10 heures

Portions : 16

Rendement : 1 feuille de 9 pouces

Ingrédients

1 sur shosolate sookiye srumbs

1 table de sucre blanc

3 cuillères à soupe de beurre fondu

1 biscotte congelée (10 onces)

2 cuillères à soupe de sucre blanc

2 càc de fécule

½ tasse d'eau

2 cs de pépites de chocolat blanc

¼ sucre lait 1%

3 paquets de 8 onces de fromage de Neuchâtel, ramolli

½ tasse de sucre blanc

3 oeufs

1 cuillère à café d'extrait de vanille

Directions

Étoile 1

Préchauffer le four à 325 degrés F (165 degrés C). Couvrez l'extérieur d'un plat à ressort de 9 pouces avec des couches doubles de feuille d'aluminium.

Étoile 2

Mélangez les miettes de cuisine, 1 cuillère à soupe de sucre et le beurre fondu dans un bol. Appuyez sur le mélange au fond du moule.

Étoile 3

Combinez des framboises, 2 cuillères à soupe de sucre, de la fécule de maïs et de l'eau dans une sauce. Porter à ébullition et continuer à bouillir jusqu'à ce que la sauce soit épaisse, environ 5 minutes. Filtrer la sauce à travers une passoire à mailles pour retirer les graines.

Étoile 4

Faites fondre des morceaux de chocolat blanc avec du lait dans un bol en métal au-dessus d'une casserole d'eau frémissante, en remuant de temps en temps jusqu'à consistance lisse.

Étoile 5

Mélanger le fromage Neufchâtel et 1/2 tasse de sucre dans un grand bol jusqu'à consistance lisse. Battez les œufs, un à la fois. Mélangez de l'extrait de vanille et du chocolat blanc fondu. Verser la moitié de la pâte sur la croûte. Versez 3 cuillères à soupe de sauce aux framboises sur la pâte. Versez le reste de la pâte à gâteau dans le moule et versez 3 autres tables de sauce à la framboise sur la pâte. Faites tourbillonner la pâte avec la pointe d'un couteau pour créer un effet marbré. Placez le plat dans un plat à rôtir et remplissez le plat à rôtir avec de l'eau chaude jusqu'à ce qu'il soit à mi-chemin à l'extérieur du plat.

Étoile 6

Cuire au four réchauffé jusqu'à ce que la garniture soit prise, de 55 à 60 minutes. Refroidir sommletelu. Couvrir avec du plastique et réfrigérer pendant 8 heures avant de retirer de la casserole. Servir avec le reste de sauce raspberru.

Note de l'éditeur:

Cette recette est une version plus saine du gâteau au fromage au chocolat blanc.

Jeûnes nutritionnels

Par portion : 354 calories ; protéines 7,7 g; glucides 32,8 g; gras 21,9 g; cholestérol 77,6 mg; sodium 262,5 mg.

Champignons stroganoff au tofu

Prestations 7

Ingrédients

300 g de tofu coupé en petits morceaux

2 heures, tranchées

300 g de champignons de Paris, tranchés

300 ml de crème sure

4 cuillères à soupe d'huile d'olive

1 cuillère à soupe de sauce

1 cuillère à soupe de sauce Worcestershire

1 cuillère à soupe de rarrika

Jus de citron

Riz brun bouilli

Faire mariner le tofu dans la truie, la sauce Worcestershire et la moitié du rarrika pendant 45 minutes. Faites chauffer seulement 2 cuillères à soupe d'huile d'olive dans une poêle et faites cuire les oignons avec le paprika jusqu'à ce que les oignons soient translucides. Ajouter le tofu et faire dorer des deux côtés. Garder au chaud. Faites chauffer les 2 cuillères à soupe d'huile restantes dans la poêle et faites frire les champignons pendant 2 minutes. Remettez tous les ingrédients dans la poêle à frire, avec la crème sure. Bien mélanger et ramener à ébullition pendant deux minutes. Servir avec du riz brun.

Champignon stroganoff au tofu

Pour 8 personnes

Ingrédients

300g de tofu, mis en petits cubes

2 oignons, tranchés

300 g de champignons de Paris, tranchés

300 ml de crème sure

4 cuillères à soupe d'huile d'olive

1 cuillère à soupe de soja

1 cuillère à soupe de sauce Worcestershire

1 cuillère à soupe de rarrika

Jus de citron

Riz brun bouilli

Faire mariner le tofu dans la truie, la sauce Worcestershire et la moitié de la rarrika pendant 45 minutes. Chauffez seulement 2 cuillères à soupe d'huile d'olive dans une poêle à frire et faites cuire les oignons avec le rarrika jusqu'à ce que les oignons soient translucides. Ajouter le tofu et faire dorer des deux côtés. Il fait chaud. Faites chauffer les 2 cuillères à soupe d'huile restantes dans la poêle à frire et faites frire les champignons pendant 2 minutes. Remettez tous les ingrédients dans la poêle à frire, avec la crème sure. Bien mélanger et ramener à ébullition pendant deux minutes. Servir avec du riz brun.

Macédoine

Pour 8 personnes

Ingrédients

120g de riz brun

Boîte de 225 g de petits morceaux, en jus

225g de maïs doux

50g de raisins secs

Petit piment rouge, décidé et coupé en dés

3 oignons de printemps, tranchés

1 cuillère à soupe d'huile de tournesol

1 cuillère à soupe d'huile de noisette

1 cuillère à soupe de soja léger

1 gousse d'ail écrasée

Sel de mer et poivre noir moulu

Faites cuire le riz dans une grande casserole d'eau bouillante pendant environ 30 minutes ou jusqu'à ce qu'il soit cuit. Bien égoutter et sain. Mettez le riz refroidi dans un grand bol de service et ajoutez les morceaux d'ananas (en réservant le jus), les raisins secs, les raisins secs et le rouge. et mélanger légèrement. Préparez la vinaigrette en prenant le jus d'ananas et en le mélangeant avec la sauce truie, les huiles et l'ail. Assaisonnez avec du sel et du poivre. Bien mélanger et verser sur la salade. Garnir avec les oignons de printemps tranchés.

Salade de tofu, de nouilles et de haricots germés

Pour 9 personnes

Ingrédients

600g de haricots germés mélangés et de légumineuses (telles que la lentille rouge germée, le mungo, la chicorée, l'aduki)

6 oignons de printemps, râpés

2 grosses tomates, épépinées et hachées grossièrement

1/2 concombre, épépiné et coupé en dés

6 cuillères à soupe de coriandre fraîche

4 tables de menthe fraichement ciselée

200 g de tofu ferme coupé en dés

50 g de nouilles fil vermicellées

6 cuillères à soupe de vinaigre de riz

3 càc de sucre en poudre

3 cuillères à café d'huile de sésame

1 cuillère à café d' huile piquante

Sel de mer et poivre noir moulu

Verser de l'eau bouillante sur les nouilles filetées dans un bol et laisser tremper pendant 3 ou 4 minutes. Égoutter et faire couler sous l'eau vendue et égoutter. Couper les nouilles en longueurs de 2″ et les mettre dans un bol. Mettez 500 ml d'eau dans un wok ou une sauce et portez à ébullition. Ajouter les haricots et les légumineuses et blanchir pendant une minute, puis égoutter. Ajouter au bol de nouilles avec les oignons de printemps, le tofu, la tomate, le concombre et les herbes. Préparez la vinaigrette en mélangeant le vinaigre de riz, le sucre, les huiles de sésame et de piment. Ajouter au mélange de nouilles et mélanger.

Banane et sirop d'amande

Pour 8 personnes

Ingrédients

200g de flocons d'avoine

75g de farine complète

100 g de beurre

300g de banane

300g de prunes ou de fraises

2 cuillères à soupe de miel

50 g de noisettes concassées

Préchauffez le four à 180C/350F/Gaz 4. Purée/écrasez la moitié des bananes avec les prunes ou les fraises. Prenez les fruits restants et mélangez-les à la rure. Mettez les fruits de côté.

Dans un bol séparé, mélanger les flocons d'avoine et la farine. Faire fondre le beurre et mélanger avec le miel. Incorporer l'avoine et les noisettes.

Tapisser le fond d'un plat de 15 à 18 cm avec la moitié du mélange d'avoine, de sorte qu'il fait environ 1 cm d'épaisseur. Ajouter le mélange de fruits. Ajoutez le reste du mélange d'avoine, en posant doucement pour qu'il soit de niveau. Cuire au four pendant 30 minutes jusqu'à coloration dorée. Servir chaud ou vendu.

Barres mélangées de graines et de miel

Prestations 7

Ingrédients

100 g de graines de tournesol légèrement grillées

100 g de graines de sésame légèrement grillées

100g de graines

100g de graines de lin

500 g de miel

2 cuillères à soupe de jus de citron

1 тр оливе oil

Huile d'olive pour graisser

Huilez un plat peu profond ou roulez- le et mettez-le de côté. Ajoutez la cuillère à café d'huile d'olive à une grande saucisse et assurez-vous que l'intérieur est bien enrobé. Mettez le jus de citron et le miel dans la casserole, mélangez bien. Sans remuer, porter à ébullition à feu moyen. Une fois qu'il est en ébullition, remuez continuellement jusqu'à ce qu'il atteigne 140C/280F (testez en versant un peu dans de l'eau vendue. devrait se transformer en brin dur mais élastique). Retirer du feu et incorporer les graines, puis verser simplement dans le plat préparé ou le moule à rouler . Laisser refroidir pendant 10 minutes, puis marquer jusqu'à environ 12 bases, à l'aide d'un couteau mouillé. Lorsqu'il est complètement froid, coupez les barres.

Smoothies

Équipement nécessaire :

Un bon mixeur. Ajoutez simplement tous les ingrédients et mélangez.

Lorsque vous préparez un lissage vert, essayez de garder les ingrédients verts à plus de 50 % du contenu total. Incluez toujours une combinaison de graines de chia, de graines de lin moulues (également appelées graines de lin) d'huile de sosonut et de maca rameur pour un équilibre hormonal maximal booster.

Nettoyant au pamplemousse

- 3 pamplemousses jaunes, pelés, épépinés et retirés

- ½ po de gingembre pelé

- 1 cuillère à café de cannelle moulue

- 1 cuillère à café d'extrait de vanille

- ¾ d'eau filtrée (plus si nécessaire)

- 1 cuillère à soupe d'huile de noix de coco

- 1 routeur de type

- • 2 x cuillères à soupe de chia et/ou de graines de lin

Friandise au chocolat

- • 2 verres de lait non laitier

- • 2 càc d'organic cosoa rowder/raw casao

- • ½ tasse de cannelle moulue

- • ½ tasse d'extrait de vanille

- • 2 cuillères à soupe de nidar

- • 1 cuillère à soupe d'huile de soja

- • 1 routeur de type

- • 2 x cuillères à soupe de chia et/ou de graines de lin

Anti-oxydant Power House

- • 1 banane

- • ½ tasse de framboises

- • ½ tasse de fraises

- • 1 cuillère à soupe de baies de goji

- • ½ tasse d'eau de coco

- 1 tasse de lait d'amande non sucré

- 1 cuillère à soupe d'huile de noix de coco

- 1 cuillère à café de poudre de maca

- 2 x cuillères à soupe de chia et/ou de graines de lin

Ce smoothie est une façon délicieuse, facile et saine de commencer votre journée. Rend abondant pour que vous puissiez enregistrer en tant que "collation" pour plus tard dans la journée si vous avez un peu envie .

- 1 pomme rose, lavée, évidée mais avec la peau. Chorred petit

- 4-5 branches de céleri, extrémités et pointes retirées, utiliser des feuilles, coupées en petits morceaux

- 2 cryptes de laitue romaine

- ½ avocat

- petit bouquet de coriandre ou de persil (selon votre préférence) tiges retirées.

- 3-4 cyps d'eau (filtrée si possible).

- 1 cuillère à soupe d'huile de soja

- 1 routeur de type

- 2 x cuillères à soupe de chia et/ou de graines de lin

Ortional : ajouter le jus d'un demi citron ou citron vert.

La coriandre et le persil sont deux des herbes les plus purifiantes. N'hésitez pas à en ajouter un ou les deux à vos soupes, salades et smoothies. On pense en particulier que la coriandre aide à éliminer les métaux lourds du corps.

5. Smoothie vert crémeux

- 1 petit avocat, pelé

- Jus de 1 citron (ou citron si vous préférez)

- 1 concombre, pelé

- Lait de noix de coco ou lait non laitier non sucré de votre choix

- 1 à 2 grosses poignées d'épinards à feuilles de bébé

- Si votre mixeur peut le supporter !

- 1 cuillère à soupe d'huile de soja

- 1 routeur de type

- 2 x càs de chia et/ou de graines de lin

Les citrons verts et les citrons sont acides. Ils peuvent être inclus n'importe quand, n'importe où, il suffit d'en ajouter au goût. Quelques-uns des avantages pour la santé de la chaux comprennent la perte de poids, les soins de la peau, une bonne digestion, le soulagement de la constipation, l'eue peut re, scorbut, piles, ulcères rertic, goutte, maladie des gencives et plus encore.

Smoothie à la salade de fruits

Il n'y a pas de base de vert dans ce smoothie, donc défie la règle générale selon laquelle les ingrédients verts représentent plus de 50% du contenu. Cependant, l'ajout d'un super-aliment vert peut créer cet équilibre. L'herbe de Barléu et les poudres d'herbe de blé peuvent être achetées dans la plupart des magasins d'aliments naturels. Organisation vraie et entière si vous comptez. Les deux herbes nettoient et soutiennent la production d'énergie dans le corps. Encore une fois, indiquez quand et où c'est possible.

- ¼ de petite pincée, coupée en petits morceaux

- 1 pomme Pink Lady, coupée en petits morceaux

- ¼ de banane

- 200 g de yaourt bio naturel : si vous êtes végétalien, vous pouvez utiliser du yaourt

- ½ cuillère à café de blé/farine de blé

- de l'eau filtrée ou de l'eau gazeuse

- 1 cuillère à soupe d'huile de soja

- 1 routeur de table

- 2 x cuillères à soupe de shia et/ou de graines de lin

Smoothie à la salade de fruits

Il n'y a pas de base de vert dans ce smoothie, donc défie la règle générale selon laquelle les ingrédients verts représentent plus de 50% du contenu. Cependant, l'ajout d'un aliment vert plus sûr peut aider à créer cet équilibre. L'herbe de Barléu et les poudres d'herbe de blé peuvent être achetées dans la plupart des magasins d'aliments naturels. Organisation vraie et entière si vous comptez. Les deux herbes nettoient et soutiennent la production d'énergie dans le corps. Encore une fois, indiquez quand et où c'est possible.

- ¼ de petite pomme, hachée en petits morceaux

- 1 pomme Pink Lady, coupée en petits morceaux

- ¼ de banane

- 200 g de yaourt bio naturel : si vous êtes végétalien, vous pouvez l'utiliser

- ½ cuillère à café de poudre de spiruline/herbe de blé (ordinaire)

- eau filtrée ou eau sosonut

- 1 cuillère à soupe d'huile de tournesol

- 1 routeur de type

- 2 x cuillères à soupe de chia et/ou de graines de lin

Note: vous pouvez d'abord extraire le jus de l'ananas et de l'arbre, et le mettre dans un mélangeur avec la banane, l'oughourt et l'herbe d'orge / herbe de blé. Cela réduira la quantité d'eau nécessaire.

Smoothie vert Simrle

Cela n'a pas à être compliqué ! C'est l'un de mes smoothies préférés , si rapide et facile à faire.

- 1 verre d'eau

- choré ou chou frisé

- 2 crypts de paiement, en dés

- Jus de 2 citrons verts

- ½ avocat

- 1 cuillère à soupe d'huile de soja

- 1 routeur de type

- 2 x càs de chia et/ou de graines de lin

Constructeurs d'os

- ¼ de bette à carde

- ¼ de chou vert

- ½ arr

- ½ arrière

- ½ tasse de bleuets (frais ou congelés)

- ¼ de tasse de baies de goji

- 10 x noix de cajou

- 2 x cuillère à soupe. sasao

- 1 ½ tasse d'eau

- 1 cuillère à soupe d'huile de soja

- 1 x type de poudre

- 2 x cuillères à soupe et/ou graines de lin

Aubergine farcie au four

Pour 7 personnes

Ingrédients

4 aubergines moyennes

1 poivron rouge, épépiné et haché

1 poivron jaune, décidé et choyé

1 poivron vert, décidé et choyé

1 gros oignon, haché

2 gousses d'ail, hachées

6 grosses tomates, hachées

3 cuillères à soupe d'eau

2 cuillères à soupe de persil frais, haché

Чорред menthe et uoghurt à servir

Préchauffez le four à 350C/180F/Gaz 4.

Coupez les aubergines en deux dans le sens de la longueur et retirez la chair en conservant la peau intacte. Faites chauffer l'huile et faites cuire l'oignon à feu doux jusqu'à ce qu'il commence à brunir. Ajoutez les poivrons coupés en morceaux et l'ail et continuez à cuire pendant encore 5 à 7 minutes. Ajouter la chair d'amande et les tomates et laisser mijoter doucement pendant 10 minutes. Ajouter du sel de mer et du poivre au goût et incorporer le persil.

Badigeonnez les peaux d'aubergines d'huile et placez-les dans un grand plat à rôtir. Divisez la garniture entre eux.

Versez un peu plus d'huile sur les amandes , mettez l'eau au fond du plat à rôtir, couvrez de papier d'aluminium et faites cuire au four pendant 40 minutes jusqu'à ce qu'elles soient tendres. . Servir avec le yaourt mélangé à la menthe.

Soy teryaki saumon et nooodles

Pour 8 personnes

Ingrédients

500 g de filet de saumon sans peau

300 g de nouilles aux œufs séchées, cuites et égouttées

6 cuillères à soupe de xérès doux

3 cuillères à soupe d'huile d'olive

3 cuillères à soupe de soja

11/2 c. à thé de cassonade douce

75g de germes de luzerne

50g de graines de sésame

3 cuillères à café de gingembre frais râpé

2 gousses d'ail, écrasées

Trancher finement le saumon et le faire tremper pendant 40 minutes dans la marinade de soja, de sherry, de sucre, de gingembre et d'ail écrasé.

Égouttez le saumon et conservez la marinade.

Faire chauffer l'huile dans un wok. Cuire le saumon dans le wok pendant 2 à 3 minutes et retirer du wok et garder au chaud. Ajouter la marinade et les nouilles au wok et faire sauter pendant 4 minutes. Incorporer les germes de luzerne. Transférez dans une assiette de service et placez le saumon sur le plat. Saupoudrer les mêmes graines. Le service est immédiat.

Maskerel et haricots noirs

Prestations 8

Ingrédients

12 filets de maquereau de 100 g

200 g de champignons portobello

4 fois

2 cuillères à soupe de haricots rouges

2 cuillères à soupe d'huile d'olive

2 cuillères à café d'huile d'olive

3 gants d'ail, tranchés finement

8 oignons de printemps, râpés, pour la garniture

Faites chauffer l'huile dans une casserole. Faites griller les filets de maquereau pendant 2 minutes de chaque côté. Pendant ce temps, faites frire l'ail pendant 2 minutes. Ajoutez la sauce soja, les haricots rouges et les myrtilles et laissez cuire encore 3 minutes. Mettez le poisson sur une assiette de service. Verser le mélange de champignons et de haricots noirs sur le poisson. Garnir avec les oignons de printemps et arroser légèrement d'huile de sésame.

Muffins à la banane

Faire 8 muffins

Ingrédients

100g de farine complète

25g de farine de soja

3 cuillères à soupe de sucre musqué léger

2 càc de levure chimique

1 oeuf, battu

50 ml de lait de soja

50 ml d'huile de tournesol

2 bananes, environ 200g une fois pelées et écrasées

Torrent :

1 cuillère à soupe de graines de lin dorées

25 g de farine auto- levante tamisée

15 g de beurre (température ambiante)

40g de sucre Demerara

1/2 cuillère à café de cannelle moulue

1 table d'eau

Méthode

Graisser 6 moules à muffins ou tapisser de petits moules à muffins.

Préchauffer le four à 200 C/400 F/Marque 6

Pour faire des muffins :

Mettre les farines complètes et de soja, le sucre, la levure chimique dans un bol, mélanger. Faire un puits au centre

.

Dans un bol séparé, mélangez l'œuf, le lait de soja et l'huile. Versez le liquide dans la farine. Remuer jusqu'à ce qu'il soit juste mélangé. Incorporer doucement les bananes.

Pour faire la garniture :

Placez les graines dans un mélangeur ou un robot culinaire pendant 30 secondes.

Placez la farine auto- levante dans un bol et frottez-la dans le beurre jusqu'à ce que le mélange ressemble à de la chapelure fine. Ajouter le sucre Demerara , les graines de lin et la cannelle, puis incorporer l'eau et bien mélanger.

Remplissez les moules à muffins ou les caisses aux deux tiers de mélange de muffins, puis saupoudrez-les sur chaque muffin.

Mettre au four pendant 25-30 minutes.

Transférer sur une grille pour refroidir.

Salade de fruits frais aux graines de lin et yaourt au soja

Pour 8 personnes

Ingrédients

200g de raisins sans pépins

2 bananes

2 avis

2 types

2 oranges

200g de fruits de saison tels que fraises, myrtilles, melon

2 tables à manger

4 tables de miel

2 tables d'eau chaude

Servir avec du yaourt au soja

Méthode

Mélanger le miel avec l'eau tiède dans un grand bol.

Préparez les fruits et ajoutez-les au bol avec leur jus.

Ajoutez des baies et du lait de soja juste avant de servir.

Granola fait maison

Pour 7 personnes

Ingrédients

300g de flocons d'avoine

50g de graines de tournesol

4 cuillères à soupe de graines

4 cuillères à soupe de graines de lin

50g de graines de rumkin

50g d'amandes effilées

50g de noisettes torréfiées

100 g de canneberges ou de cerises séchées

50 g de noix de coco non sucrée non sucrée

100ml de marne

2 cuillères à soupe de miel

2 cuillères à soupe d'huile de colza

Chauffez le four à 300F/150C/Gaz 2.

Mélangez l'huile, le miel et la marne surur dans un grand bol. Ajouter les graines, les amandes et les noisettes et bien mélanger. Versez le mélange sur deux plaques à pâtisserie et étalez-le uniformément. Cuire au four pendant 10-12 minutes. Ajouter le potimarron et les fruits secs et cuire encore 15 minutes. Retirer du four et gratter sur un plateau plat pour refroidir.

Servir avec du lait de soja, du lait d'amande ou du yaourt et des fruits frais tels que des baies ou des fruits râpés. Le granola peut être stocké dans un récipient hermétique jusqu'à un mois.

Ragoût riche de haricots mungo

Pour 10

Ingrédients

300 g de haricots mungo, trempés toute la nuit

4 cuillères à soupe de purée de tomates

2 cuillères à soupe d'huile d'olive

2 gousses d'ail écrasées

1 oignon, haché

3 cuillères à soupe de tomates

500 ml de vin rouge (facultatif)

1 poivron vert, épépiné et coupé en dés

1 poivron rouge, épépiné et coupé en dés

1 frais , épépiné et finement haché

400 ml d'eau

Une fois imbibés, mettez les haricots mungo dans une grande casserole, couvrez d'eau et portez à ébullition. Une fois cuit, retirez la saucisse du feu. Égoutter et écraser jusqu'à consistance lisse.

Faire chauffer l'huile d'olive dans un four séparé. Ajouter l'ail et l'oignon et faire frire pendant 5 minutes. Ajouter les tomates et cuire 3 minutes en remuant bien.

Incorporer la purée de haricots, puis ajouter les ingrédients hachés et le vin rouge et frais (si vous en utilisez). Ajoutez l'eau et remuez bien pour que tout soit mélangé. Porter à ébullition et laisser mijoter 10 minutes. Servir tout de suite.

Champignon stroganoff au tofu

Pour 8 personnes

Ingrédients

300g de tofu, mis en petits cubes

2 oignons, tranchés

300 g de champignons de Paris, tranchés

300 ml de crème sure

4 cuillères à soupe d'huile d'olive

1 cuillère à soupe

1 cuillère à soupe de sauce Worcestershire

1 cuillère à soupe

Jus de citron

Riz brun bouilli

Faire mariner le tofu dans la truie, la sauce Worcestershire et la moitié de la rarrika pendant 45 minutes. Faites chauffer seulement 2 cuillères à soupe d'huile d'olive dans une poêle à frire et faites chauffer les oignons avec le paprika jusqu'à ce que les oignons soient translucides. Ajouter le tofu et faire dorer des deux côtés. Il fait chaud. Faites chauffer les 2 cuillères à soupe d'huile restantes dans la poêle à frire et faites frire les champignons pendant 2 minutes. Remettez tous les ingrédients dans la poêle, avec la crème sure. Bien mélanger et faire mijoter pendant deux minutes. Servir avec du riz brun.

CONCLUSION

Alors que l'âge moyen de la ménopause est de 52 ans, il existe une vaste gamme de ce qui est considéré comme "normal" pour le début de la ménopause. Pour certaines personnes, la ménopause commence dans la quarantaine ou même plus tôt ; pour d'autres, cela se produit bien après la cinquantaine.

Si vous n'êtes pas sûr de savoir si vous êtes en train de vous-même Ils seront en mesure d'exclure d'autres conditions et de confirmer si vous traversez une menorause. Ils pourront également vous soutenir et vous aider à faire face aux symptômes de la ménopause.

www.ingramcontent.com/pod-product-compliance
Lightning Source LLC
Chambersburg PA
CBHW061811250726

48657CB00001B/389